# 妇产科常见病

# 临床诊疗与手术

FUCHANKE CHANGJIANBING

LINCHUANG ZHENLIAO YU SHOUSHU

主编 马春玲 刘燕 李良丽 徐瑞

U0253873

上海交通大学出版社

SHANGHAI JIAO TONG UNIVERSITY PRESS

**内容提要**

本书在编写中本着科学、严谨、创新的态度，从实用的角度出发，先介绍了妇产科常用手术；后对妇产科常见疾病的相关内容进行了详细叙述，包括病因、病理、临床表现、辅助检查、诊断和治疗方法等。本书适合妇产科医师、其他相关专业医师及在校医学生参考使用。

**图书在版编目（CIP）数据**

妇产科常见病临床诊疗与手术 / 马春玲等主编. --
上海 ： 上海交通大学出版社，2023.12
  ISBN 978-7-313-29401-2

Ⅰ．①妇… Ⅱ．①马… Ⅲ．①妇产科病－常见病－诊疗 Ⅳ．①R71

中国国家版本馆CIP数据核字（2023）第169748号

# 妇产科常见病临床诊疗与手术
FUCHANKE CHANGJIANBING LINCHUANG ZHENLIAO YU SHOUSHU

主　　编：马春玲　刘　燕　李良丽　徐　瑞
出版发行：上海交通大学出版社
邮政编码：200030
印　　制：广东虎彩云印刷有限公司
开　　本：710mm×1000mm 1/16
字　　数：216千字
版　　次：2023年12月第1版
书　　号：ISBN 978-7-313-29401-2
定　　价：198.00元

地　　址：上海市番禺路951号
电　　话：021-64071208

经　　销：全国新华书店
印　　张：12.25
插　　页：2
印　　次：2023年12月第1次印刷

# 编委会

**主　编**

马春玲　刘　燕　李良丽　徐　瑞

**副主编**

张森森　张海霞　张　霆　周　燕

**编　委**（按姓氏笔画排序）

马春玲（山东省宁阳县第一人民医院）

刘　燕（山东省聊城市人民医院）

李　萱（山东省青岛市黄岛区中医医院）

李良丽（贵州省长顺县妇幼保健院）

张　霆（新疆医科大学第七附属医院）

张海霞（山东省邹平市台子镇卫生院）

张森森（山东省第二康复医院）

周　燕（四川省甘孜州德格县人民医院）

徐　瑞（山东省济宁市兖州区人民医院）

# 主编简介

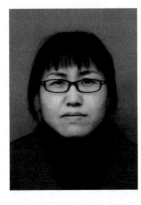

## ◎马春玲

女，毕业于济宁医学院临床医学专业，现就职于山东省泰安市宁阳县第一人民医院，现兼任山东省激光医学会生殖医学专业委员会常务委员、山东省妇产远程医疗技术创新联盟盆底专业委员会委员。擅长对妇产科常见病、多发病的诊断与治疗。发表论文6篇，出版著作2部。

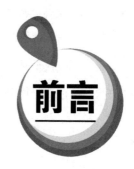

# 前言

　　妇产科是一门实用性、应用性很强的学科,直接关系到母婴健康、生育调控、人口优生等重要问题。妇产科学的发展与出生人口的素质、人类的繁衍、社会的兴衰有着密切的关系。妇产科疾病是长期困扰广大妇女的常见病、多发病,同一疾病的不同阶段、患者的年龄不同、并发症情况不同,诊疗方法亦不同。近年来,妇女健康与妇产科常见疾病的诊疗和防治问题越来越引起社会的广泛关注和重视,保护妇女健康、防治妇产科常见疾病已经成为医学的重大任务。时代的进步、医疗技术的推陈出新为妇产科学的发展注入了许多新概念、新观点和新技术,这在一定程度上提高了妇产科各类疾病的治愈率。因此,作为一名技术全面、合格的妇产科医师,不仅需要具备丰富的临床实践经验,更要有专业的医学知识。基于以上原因,我们特组织具有丰富经验的妇产科医务工作者编写了《妇产科常见病临床诊疗与手术》一书。

　　本书在编写中本着科学、严谨、创新的态度,从实用的角度出发,先介绍了妇产科常用手术;后对妇产科常见疾病的相关内容进行了详细叙述,包括病因、病理、临床表现、辅助检查、诊断和治疗方法等。本书既汇总了专家们长期临床工作的宝贵经验,又吸收了国内外大量研究成果,内容丰富,资料翔实,深入浅出,突出新意,力求实用,既具有可读性、指导性,又具有专业性、可靠性。本书增加了对新技术、新理论、新进展的介绍,有助于临床医师对妇产科常见疾病迅速作出正确诊断,制订合适的治疗方案,适合妇产科医师、其他相关专业医师及在校医学生参考使用。

由于妇产科常见疾病的治疗涉及面广,其理论和实践不断发展与变化,再加上编者水平和经验有限,书中存在的疏漏或不足之处,还望广大读者不吝指正,以期再版时进行修正。

《妇产科常见病临床诊疗与手术》编委会
2023 年 5 月

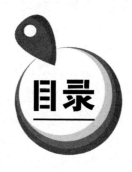

# 目录

# 第一章

# 妇产科常用手术

## 第一节 外阴手术

### 一、巴氏腺囊肿袋形切开术

#### (一)适应证

(1)巴氏腺囊肿直径>3 cm,反复发作,伴有症状或影响性生活。

(2)巴氏腺脓肿形成。

#### (二)手术方法

(1)取外阴皮肤黏膜交界处,囊肿最突出处做纵向切开,为引流通畅,切口要达囊肿上下缘,深达囊腔。

(2)排出囊内容物,若为脓肿行细菌培养,生理盐水冲洗囊腔。

(3)缝合:囊内壁外翻,间断缝合于阴道前庭黏膜,常规缝合 3、6、9、12 点,有出血部位另行缝合;囊内置入油纱压迫止血,24~48 小时取出。

#### (三)术前准备

尽量避开经期手术。

#### (四)术中注意

(1)切口要足够大,利于术后引流通畅。

(2)止血要确切。

#### (五)术后处理

(1)取出油纱后换盐水纱条,隔天更换并行外阴冲洗。

(2)术后 5 天拆线,不再放置盐水纱条,每天温水坐浴。

（3）酌情使用抗生素。

## 二、阴蒂整形术

阴蒂位于两侧小阴唇之间的顶端，是两侧大阴唇的上端会合点。是一个圆柱状的小器官，被阴蒂包皮包绕，长 1.5～3.5 cm。有丰富的静脉丛，又有丰富的神经末梢，感觉敏锐，是一对性刺激敏感的器官，对达到和维持满意的性高潮具有重要的作用，故已摒弃以往的简单阴蒂切除术，而改为保留血管神经的阴蒂整形术。

### （一）适应证

（1）外生殖器发育异常，阴蒂增大，愿意或要求按女性生活者。

（2）经治疗，雄激素控制达正常女性范围；或在切除男性性腺同时，行外阴整形。

### （二）禁忌证

（1）病因诊断不明确。

（2）雄激素水平控制不满意。

### （三）术前准备

患者前一天外阴冲洗备皮。

### （四）操作方法及程序

（1）入手术室后，患者膀胱截石位，行全身麻醉或连续硬膜外麻醉。

（2）常规外阴消毒、铺巾，留置导尿管。

（3）皮针缝合阴蒂包皮前缘正中，留做标记。

（4）用消毒的牙签沾亚甲蓝画出预切除的背部包皮（如小阴唇形成满意），欲行小阴唇成形术时沿正中画一条由包皮边缘至根部的直线。

（5）100 mL 生理盐水中加入 4 滴去甲肾上腺素，经皮下注射以减少出血。

（6）沿画线切开皮肤和表皮，游离皮下脂肪组织，暴露阴蒂海绵体。使用小 Kally 钳贴近海绵体侧方中部，向耻骨联合钝性暴露、分离、游离海绵体，并游离背部的血管神经丛，避免损伤。

（7）在靠近耻骨联合的海绵体分叉脚部切断海绵体，结扎缝合。

（8）游离海绵体的头部，在靠近头端分两部分结扎、切断、切除、缝扎海绵体，避免损伤背部的血管神经丛。

（9）检查耻骨联合处海绵体断端，仔细止血。将缝扎的海绵体残端"种"在贴近耻骨联合的筋膜上,与海绵体的另一断端相对应吻合。

(10)如阴蒂头仍大,可行底部对称的三角形切除,缩小阴蒂头,必要时可去除阴蒂头的部分组织,以进一步缩小阴蒂头部。

(11)以阴蒂边缘中点为指引,使用 3-0 或 4-0 可吸收线间断缝合阴蒂周围皮肤。可使用阴蒂包皮进行小阴唇成形。如阴蒂周围间隙大,可放置皮片引流。

**(五)术中注意**

(1)阴蒂是女性最重要的性敏感部位。阴蒂,特别是阴蒂头,布满了神经末梢。女子的阴蒂相当于男子阴茎,阴蒂头相当于龟头。

(2)术前应设计好手术方式,是否行小阴唇成型,阴蒂头是否需缩小,做到心中有数。

(3)手术时,要尽量远离背部血管神经丛,从海绵体中部游离海绵体体部,可使用皮片将背部血管神经丛游离提起,与海绵体体部分离,避免背部血管神经丛损伤。

(4)阴蒂海绵体侧方也有皮下小血管,应严格止血,否则术后易有血肿形成。海绵体内部有深动脉,切断、结扎海绵体时,应扎紧,防止出血。

**(六)术后处理**

(1)保留导尿管 2～3 天,以避免小便时因怕疼痛而不敢小便。

(2)局部疼痛可对症处理。

(3)局部渗血可局部使用止血药,压迫止血。

(4)术后第 2 天可下地,每天会阴冲洗两次,大便后冲洗。

(5)术后常规广谱抗生素预防感染。

(6)术后 1 个月内禁止性生活。

## 三、小阴唇整形术

**(一)适应证**

(1)小阴唇肥大、局部感觉不适或影响性生活者。

(2)两侧小阴唇不对称,影响美观。

**(二)手术方法**

(1)在小阴唇中部设计切除部分。

(2)切除中部黏膜组织,保留外缘的自然曲线,前后缝合切口。

**(三)术前准备**

月经期、妊娠期、哺乳期 6 个月内不宜小阴唇整形手术。

**(四)术中注意**

(1)止血充分,防止血肿形成。

(2)只切除两侧黏膜组织,注意不要切透小阴唇。

**(五)术后处理**

(1)保持外阴清洁,每天清洗外阴 2 次,大小便后及时清洗外阴。

(2)术后酌情应用抗生素防治感染。

(3)术后 4 周内禁止性生活。

# 第二节 阴 道 手 术

## 一、处女膜切开术

**(一)适应证**

处女膜闭锁,即青春期后无月经来潮,出现周期性下腹痛,导致阴道、子宫输卵管积血,继发子宫内膜异位症或感染,一经确诊应尽快手术。

**(二)禁忌证**

阴道闭锁或先天性无阴道等先天畸形诊断未排除时,不可贸然施行处女膜切开术,须确诊后方可手术。

**(三)操作方法及程序**

1.切口

手术者左手戴双层手套,示指伸入肛门,向阴道顶起以做引导,以免损伤直肠。在闭锁的处女膜突出部分做"×"形或"十"字形切开,充分排出阴道内潴留的经血。切开后的阴道口应能通过两指以上,可近达处女膜环。术后检查阴道口应能容一指为好,需注意勿损伤尿道与直肠。

2.排出积血

闭锁的处女膜切开后,即可见潴留的经血流出,用纱布拭净阴道内积血,探查子宫颈,如子宫颈管粘连,应用小号扩张器予以扩张,使子宫腔内的积血排出。

3.缝合切口边缘

剪去切口周围多余的黏膜,用2-0可吸收缝线间断缝合其边缘,如处女膜很薄无出血,也可不缝。

**(四)术前准备**

同外阴手术一般术前准备,常规外阴消毒,术前留置导尿管。

**(五)术中注意**

(1)若处女膜闭锁部位较高而且厚,可用金属导尿管插入尿道,示指伸入肛门做指引来切开闭锁处,可避免损伤尿道、膀胱及直肠。

(2)术中注意切勿剪掉过多的处女膜组织。

**(六)术后处理**

(1)半卧位休息,术后可坐起或下床活动,以利经血引流。

(2)保持外阴清洁,不宜坐浴或阴道灌洗,以免上行感染。

(3)术后1个月复查,子宫、输卵管形态多能恢复正常,如输卵管持续肿大或有腹膜刺激症状者,应予理疗或活血化瘀等治疗观察。

(4)对闭锁处女膜组织厚者,可定期扩张,以免导致切缘挛缩或阴道狭窄。

**二、阴道成形术**

常用的术式有生物补片法、羊膜法、腹膜法等。

**(一)生物补片法**

1.适应证

(1)先天性无阴道患者。

(2)恶性肿瘤切除阴道者。

2.操作方法及程序

(1)生物补片制备:生物补片(脱细胞基质材料)10 cm×8 cm,光面朝内,3-0 Dexon线间断缝制成一端闭合,另一端敞开的筒(筒高10 cm),并在筒表面间断做数个约1 cm纵形切口,以利引流。

(2)人工阴道造穴:金属导尿管导尿排空膀胱,也可留置金属导尿管以做指引,减少膀胱损伤概率。在阴道前庭处做横行切口2 cm,手指钝性分离阴道直肠间隙,深9～10 cm,分离中可行直肠内指引,减少直肠损伤机会。冲洗后,止血至创面无活跃出血。

(3)阴道前庭黏膜种子细胞制备:将阴道前庭黏膜组织剪取小块组织,并将组织剪碎,将作为种子细胞撒在制备好的生物补片上。

(4)植入并固定:1-0 薇乔线分别在造出的阴道顶端横行 3 点缝合固定筒状生物补片于人造穴道顶部,中部、左右侧旁可固定一针,使生物补片紧贴于人造穴道,间断缝合生物补片于阴道口 1 周。两层避孕套内置宫纱制成软模具填紧阴道,尽可能使之无间隙紧贴。

(5)关闭人工阴道口:7 号丝线间断缝合双侧大阴唇,以关闭阴道内软膜具。术毕,行肛门直肠检查了解有无直肠损伤,留置并长期开放导尿管。

**3.术前准备**

术前应进行阴道冲洗、备皮和灌肠,以减少感染和清洁肠道。

**4.术中注意**

(1)术中尽量将生物补片与腔穴周围组织紧密贴合,才有利于周围上皮易于爬行,易成活,最终被替代出现黏膜上皮化。

(2)术中将阴道前庭黏膜细胞作为种子细胞撒在生物补片上,将加快生物补片移植入体内后的上皮化进程。

**5.术后处理**

术后 10～14 天,取出软模具及拔除导尿管,更换为硬模具,放置 3 个月以上,以后视阴道情况及性生活情况放置或自行间断扩张阴道。

**(二)羊膜法**

**1.适应证**

同前。

**2.操作方法及程序**

同前 2、4、5 步骤。

**3.术前准备**

同前,以及联系好羊膜来源。

**4.术中注意**

(1)新鲜正常分娩的胎膜,生理盐水冲洗干净后,分离出羊膜放入抗生素溶液,浸泡 2 小时后即可使用。

(2)将制备好的羊膜,包裹在套有阴茎套的阴道窥器上,两侧多余的羊膜交叉重叠,不必缝合,缓慢放入造穴的腔隙,填塞纱布后取出窥器。

**5.术后处理**

同"生物补片法"。

(三)腹膜法

1.适应证

同前。

2.操作方法及程序

(1)体位及消毒:仰卧人字位。常规消毒外阴、阴道和腹部。

(2)游离盆腹膜瓣:开腹后,前后游离出膀胱浆膜和直肠浆膜成盆腹膜瓣,宽3~4 cm,长8~10 cm。

(3)盆腹膜阴道形成:造穴同前,并打通"人工阴道"与腹腔间隔,盆腹膜瓣通过阴道穴道拉到阴道口,间断缝合固定,放置软模具同前。

(4)腹腔镜或开腹以可吸收线荷包缝合成形的阴道顶端1周关闭腹腔。

3.术前准备

同前。

4.术中注意

前后腹膜瓣呈"H"形张开,前后翻转入穴道。卷入后,腹膜形成4个顶角分别缝于前庭上下方之左右。

5.术后处理

同"生物补片法"。

**三、陈旧性会阴裂伤修补术**

(一)适应证

因分娩产伤所致会阴Ⅲ/Ⅳ度撕裂,未及时缝合修补或虽经修补而失败者,一般在产后3~6个月施行。

外伤所致撕裂,也同此原则,即待局部炎症反应消退后进行修补。

(二)术前准备

术前肠道准备3天,可同时口服肠道抑菌剂。术前1天晚清洁灌肠。入院后每天阴道冲洗。

(三)注意事项

(1)应由有经验的产科医师在手术室施术,而非产房手术。可采用局部麻醉或全身麻醉,预防性应用头孢类抗生素。

(2)术中首先应辨明各解剖层次,采用新的分期方法。

(3)肛门外括约肌损伤的修补方法主要有2种,即端-端缝合修补及重叠缝合 overlap 修补。所谓端-端缝合即是将撕裂的两断端点对点缝合没有重叠；而重叠缝合则是将撕裂的两断端部分重叠再缝合的方法。由于端-端缝合可能仅仅将部分肛门外括约肌拉合，并没有达到完全的修补，因此推荐应用重叠的方法。即Ⅲa度可采用端端缝合，Ⅲb度可端端缝合或重叠缝合；Ⅲc度及Ⅳ度肛门内括约肌损伤应采用重叠缝合；所有括约肌缝合均应采用单股PDS缝线。

**(四)术后处理**

(1)每天会阴冲洗2次，便后冲洗。

(2)术后放置Foley导尿管12小时，术后应合理的排便管理，包括进无渣膳食，保持软便、通畅。建议口服乳果糖15 mL每天2次至术后7～10天。

# 第三节 子宫手术

## 一、子宫肌瘤剔除术

**(一)适应证**

有明确子宫肌瘤，又有以下条件之一者。

(1)年龄在40岁以下，尚未生育或虽生育而无成活孩子的妇女。

(2)已有子女，但年龄较轻(35岁以下)或本人对切除子宫有较大顾虑，且肌瘤为单发或数量较少，估计复发机会不高者。

(3)在孕期或非孕期，浆膜下肌瘤扭转或有红色样变者。

**(二)术前准备**

(1)患者应测基础体温，了解排卵功能，并应做子宫输卵管碘油造影，以了解子宫肌瘤的部位和输卵管的情况。

(2)有月经异常的患者，术前应进行诊断性刮宫，以了解内膜有无病变及子宫腔内有无黏膜下肌瘤。

(3)做好术中输血准备。

(4)向家属讲明肌瘤剔除抑或子宫切除的可能性及术后的妊娠率及复发率等问题。

(5)避免在经期或行经前手术。

(6)手术当天早晨，在子宫腔内放置一根Foley导尿管或双腔造影管，并准备亚甲蓝溶液 50～100 mL,以备术中通液用。

**(三)术中注意**

(1)术中首先进行仔细探查,了解肌瘤的性质、部位和数量,并进行通液,以了解双侧卵管的通畅情况。

(2)为减少术中出血,可在子宫颈内口水平上止血带,止血带每间隔 10～15 分钟松开 1～2 分钟;也可在肌瘤周围注射稀释的缩宫素。

(3)注意正确掌握肌瘤与正常肌层的层次,剥除时,以艾力斯钳或双爪钳夹住肌瘤以牵引,并拧除之。

(4)尽量以最少切口剥除最多数目的肌瘤,切口须与宫角有一定的距离,以防影响卵管的功能。如有黏膜下肌瘤,须进入子宫腔内以剥除全部肌瘤。

(5)如剥除多发黏膜下肌瘤后子宫内膜损失过多,术中可在子宫内放入避孕环,2～3 个月后取出,或用碘仿纱条填塞子宫腔,10 天后自子宫颈口取出,以预防子宫腔粘连。

(6)瘤腔闭合要紧密,避免形成无效腔。

(7)肌瘤剥除后为维持正常子宫位置可行圆韧带缩短术。

**(四)术后处理**

(1)剥除术后部分患者常有较长时间的低热甚至病率,多为瘤腔内积血吸收所致,一般都可自然消退。如有明确感染迹象,须应用抗生素。

(2)术后避孕半年至 1 年。

(3)妊娠期间应密切随诊,以观察子宫切口破裂的早期征兆,剥除切口较大,手术时切开子宫腔或切口在子宫后壁者,应在预产期前选择剖宫术。

## 二、经开腹全子宫切除术

**(一)适应证**

(1)子宫肿瘤:子宫良、恶性肿瘤。

(2)痛经:子宫内膜异位症、子宫腺肌病。

(3)功能性子宫出血:经中西医药治疗无效者。

(4)附件病变:须行双侧或一侧附件切除,子宫一并切除。

(5)其他:子宫破裂、子宫积脓、子宫脱垂、生殖道畸形致生殖道积血无法排出等可考虑子宫切除术。

(6)子宫正常,因需激素替代治疗,患者本人要求。

**(二)术前准备**

(1)与其他腹部手术同。

(2)常规子宫颈细胞学检查。

(3)必要时子宫颈活检或诊断性刮宫。

(4)术前 1 天阴道冲洗并涂抹甲紫(龙胆紫)。

(5)术前放置导尿管。

**(三)术中注意**

(1)可选脐耻正中、正中旁切口、下腹横切口。

(2)探查及暴露盆腔,仔细分离各粘连,尽量恢复各解剖位。

(3)需同时切除附件者,应紧靠卵巢钳夹、切断、结扎骨盆漏斗韧带,警惕损伤输尿管,必要时需解剖输尿管后再钳夹、切断。

(4)沿膀胱子宫颈间隙推下膀胱达前穹隆。

(5)于子宫颈和子宫体交界处钳夹、切断、缝扎子宫血管。

(6)紧贴子宫颈旁钳夹、切断、缝扎主韧带、骶韧带。

(7)围绕子宫颈,沿穹隆切断阴道壁,消毒后缝合阴道断端,如渗液多或疑有感染时,可放置引流管自阴道引出。

**(四)术后处理**

(1)术日禁食,输液,记录尿量,年龄>70 岁患者,注意入液量和入液速度。常规应用抗生素,注意防治厌氧菌的感染。

(2)术后及时取出阴道纱布,如阴道引流液不多,72 小时内拔除引流管。如阴道引出血量多,警惕腹腔内出血。

(3)术后第 2 天拔除导尿管,注意有无尿潴留,必要时再次保留导尿管 24～48 小时。应鼓励患者多活动,尽早下地活动,预防栓塞、粘连,尽早排气。如有盆腔感染患者,应取半坐卧位。

(4)术后进食量少,注意低钾、水电解质平衡。

(5)术后发热,注意呼吸道、泌尿道、伤口等感染。

**三、子宫整形术**

**(一)适应证**

(1)子宫畸形引起的不孕。

(2)子宫纵隔,双子宫子宫腔小,容积不足以容纳正常发育的胎儿。

**(二)禁忌证**

同开腹手术。

**(三)术前准备**

(1)不孕患者术前做子宫输卵管造影,检查输卵管通畅的情况。

(2)泌尿系统检查。

(3)子宫造影或超声检查了解子宫腔形态、纵隔长度以设计切口。

**(四)术中注意**

(1)从一侧或两侧宫角横行切开,注意不要损伤两侧输卵管的间质部。

(2)仔细辨认隔与子宫腔的关系,切除纵隔。

(3)断面相对分两层缝合。

(4)切除的是子宫纵隔及其附着的子宫部分,不涉及子宫下段及子宫颈。

(5)手术过程中,要保持组织湿润、可断续用湿盐水喷洒,以防组织干燥,影响愈合。

**(五)术后处理**

避孕1年,但不推荐使用含黄体酮类避孕药。

**(六)主要并发症**

术后子宫出血,子宫伤口愈合不良。

# 第四节　引产、催产术

## 一、引产术

**(一)概述**

引产术是指因母病或胎儿因素采用人工方法诱发子宫收缩达到终止妊娠的目的,是临床常用的一种处理高危妊娠的方法。按孕周分为中期引产和晚期引产,晚期引产是指妊娠满28周以后。这里主要讲述的是晚期引产的处理方法,临床常用的是药物引产。

**(二)引产前的评估**

不论引产原因是什么,引产前一定要对孕妇进行综合评估,首先要检查子宫颈是否成熟,如果没有成熟,应先促子宫颈成熟,然后再进行引产,以增加引产成功率和安全性。目前公认的评价子宫颈成熟度的方法是 Bishop 评分,它是对子宫颈管长度、子宫颈口扩张程度、子宫颈软硬度、子宫颈位置及胎先露位置进行评价,总共 13 分。评分越高,子宫颈越成熟,引产越容易成功。如果子宫颈评分总分在 6 分以下,应促子宫颈成熟。

**1.促子宫颈成熟的方法**

目前尚无理想的促子宫颈成熟方法,临床比较常用的有机械性扩张和药物性方法。然而临床处理过程中很难将促子宫颈成熟和引产截然分开,故有的促子宫颈成熟的药物也是引产药物。

(1)机械性扩张:采用水囊或 Foley 导尿管。水囊或 Foley 导尿管促子宫颈成熟的方法比较久远,目前临床使用的双球囊装置促子宫颈成熟效果较好,放置简单、操作方便、痛苦小、容易被孕妇接受。但这种方法的局限性是有感染、子宫颈损伤、出血和胎膜早破的风险。

(2)药物性方法:采用前列腺素制剂。

地诺前列酮(普贝生):引产前将含有 10 mg PGE$_2$ 制剂的普贝生放在阴道后穹隆,它的优点是单次用药,不需严格无菌。

禁忌证包括:①已临产;②已破膜;③正在使用缩宫素;④瘢痕子宫;⑤可疑胎儿窘迫;⑥3 次以上足月妊娠分娩史;⑦多胎妊娠;⑧对前列腺素过敏;⑨有青光眼或哮喘。

注意事项包括:①放置后,产妇应卧床 2 小时,以保证栓剂固定,避免脱落。②2 小时后检查,如位置正常,产妇可下地。如位置不正常可重新放置。③常规监测宫缩和胎儿情况。④放置后 12 小时、临产、破膜、宫缩异常、胎儿窘迫或其他异常情况时应取出栓剂。⑤不要与缩宫素同时使用,可在取出栓剂 30 分钟后给予缩宫素静脉滴注。⑥地诺前列酮仅用于足月妊娠促子宫颈成熟,如妊娠不足月者使用,应充分告知。

米索前列醇:为前列腺素 E$_1$ 衍生物,又称米索,也可用来促子宫颈成熟。常用方法是阴道放置,合适的剂量为 25 $\mu$g,4~6 小时阴道后穹隆放置一次,一般用4 次(100 $\mu$g)。国内主张 25 $\mu$g 阴道放置,6 小时无宫缩者可再放一次,每天总量不超过 50 $\mu$g,如需加用缩宫素,应在最后一次放置米索后 4 小时以上。由于药物说明书上没有此项适应证,使用前应充分告知引产者该药促子宫颈成熟的利弊,由引产者知情选择。禁忌证和注意事项同地诺前列酮。

(3)药物并发症的防治。①宫缩过强:取出药物,观察宫缩情况,如仍强可用宫缩抑制剂,如硫酸镁。②胎儿窘迫:阴道检查,取出药物,如短期内不能分娩者,手术终止妊娠。③子宫破裂:注意宫缩,如宫缩过强,及时处理。④药物不良反应:如恶心、呕吐等,情况不严重,可继续观察,情况严重者可停药。⑤变态反应:任何药物均有变态反应的可能性,需要临床严密观察,一旦出现可按过敏处理。

(4)促子宫颈成熟相关问题。①引产前应查子宫颈条件,促成熟可增加引产的成功率。②子宫颈成熟后再引产可缩短产程,减少缩宫素的使用。③地诺前列酮在促子宫颈成熟中具有重要作用。④最终决定时应充分评估产妇的状态和医院的条件。⑤必须考虑药物的安全性和有效性。

2.药物引产方法

小剂量缩宫素静脉滴注是常用的引产法。

**(三)药物引产适应证和禁忌证**

1.适应证

(1)妊娠合并高血压。

(2)各种妊娠合并症,如妊娠合并肾脏病、妊娠合并心脏病、妊娠合并糖尿病等。

(3)急性羊水过多出现压迫症状者。

(4)胎膜早破。

(5)过期妊娠。

(6)严重的胎儿畸形,如脑积水、无脑儿等。

(7)死胎。

(8)母儿血型不合,胎儿处于高危阶段又无条件宫内换血者。

2.药物引产禁忌证

(1)明显头盆不称,不能阴道分娩者。

(2)产道阻塞:如子宫颈肌瘤、阴道肿瘤和子宫颈异常者。

(3)胎位异常:如横位、初产妇臀位估计经阴道分娩有困难者。

(4)前置胎盘、胎盘血管前置、胎盘功能严重减退者。

(5)子宫有瘢痕如古典式剖宫产或子宫肌瘤剔除术后尤其是剔除肌瘤较大数目多、透过内膜者。一次子宫下段剖宫产史者为相对禁忌证。

(6)子宫颈恶性肿瘤。

(7)急性生殖道病毒感染。

(8)对引产药物过敏者。

### (四)引产方法

**1.人工破膜术**

人工破膜术常用于催产,但它也是一种最常用的引产方法,一般破膜后 1～2 小时即可出现宫缩,2 小时后仍无宫缩应静脉滴注缩宫素。由于单纯人工破膜引产成功率和失败率难以估计,加上破膜时间过长可能会招致感染,目前很少单独使用,多采用人工破膜加小剂量缩宫素静脉滴注以提高成功率。

**2.缩宫素静脉滴注术**

(1)缩宫素的使用方法及剂量。

美国妇产科学会提供了一个使用缩宫素的方案:低剂量时,开始剂量为 0.5～2 mU/min,增加浓度 1～2 mU/min,间歇时间 15～40 分钟。高剂量时,开始剂量为 0.5～1 mU/min 直至 6 mU/min,增加浓度 1～6 mU/min,间歇时间 15～40 分钟。出现宫缩过强,要调整剂量。

从安全角度出发,低剂量比较安全。国内目前推荐小剂量、低浓度、静脉滴注给药的方法。

持续性给药法:采用静脉滴注方法,由低浓度(0.5%)开始,即 500 mL 5% 葡萄糖液或葡萄糖盐水中加缩宫素 2.5 个单位,每分钟 8 滴(2.5 mU/min),密切观察子宫收缩反应,每隔 10～20 分钟调整滴数,至有效子宫收缩,即达到每 3 分钟一次宫缩,持续 30～60 秒。有两种调节方法:等差法即 2.5 mU/min～5.0 mU/min～7.5 mU/min。等比法即 2.5 mU/min～5.0 mU/min～10 mU/min。若仍无宫缩,可增加缩宫素浓度至 500 ml 5% 葡萄糖液或葡萄糖盐水中加缩宫素 5 个单位,每分钟滴数不能超过 40 滴。

脉冲式给药法:此法符合体内缩宫素释放规律,可减少缩宫素和液体的量,但需要有输液泵才能进行,基层医疗单位缺乏此项设备。故多数仍采用持续性静脉滴注给药。

(2)使用缩宫素注意事项:虽然小剂量、低浓度缩宫素静脉滴注引产是一种安全有效的引产方法。但其成功率只有 69%～87%,缩宫素引产是否成功与子宫颈成熟度、孕周、先露高低有关。不可盲目增加剂量,因为使用不当会造成严重后果。

(3)缩宫素不良反应及处理:缩宫素最常见的不良反应是宫缩异常,如宫缩过频(10 分钟内宫缩≥6 次)和过强甚至强直性宫缩(单次宫缩持续 2 分钟或以上,伴有或不伴有胎心变化);及由此导致的急产、子宫破裂、胎儿窘迫;少见的有羊水栓塞、恶心和呕吐、药物变态反应,甚至孕产妇死亡。

（4）并发症的防治。①宫缩过强：一旦发现宫缩异常，应减慢静脉滴注速度，或停止静脉滴注，必要时给硫酸镁缓解子宫收缩。25％硫酸镁 4 g 加入 25％葡萄糖溶液 20 mL 中静脉推注，20 分钟推完，然后，接着用 25％硫酸镁 40 mL 加入 5％葡萄糖 500 mL 中，以 2 g/h 静脉滴注，直至宫缩消失，并取左侧卧位。小剂量给药可以克服宫缩过强、恶心、呕吐等不良反应。②急产：注意宫缩和产程，如进展较快，应调整滴数或停止使用。③子宫破裂：静脉滴注缩宫素应有专人管理，宫缩过频过强，应及时调整。④胎儿窘迫：及时停用，左侧卧位，吸氧，如不能缓解，应手术终止妊娠。

（5）手术技巧与难点。①缩宫素的半衰期短，呈脉冲式释放，并需要与缩宫素受体结合才能发挥作用。缩宫素一旦被吸收，3～5 分钟起作用，20～30 分钟血浆中药物达到稳定水平。剂量过大或调整间歇时间过短，都会出现合并症，导致宫缩过强，造成胎儿窘迫。用量过大，大部分不能与受体结合，会引起其他不良反应。故应采用小剂量、低浓度、静脉滴注给药，不能肌内注射；不能口腔或鼻腔黏膜滴入。②子宫平滑肌对缩宫素的敏感程度和体内灭活速度个体差异较大。所以缩宫素使用无标准剂量、安全剂量和危险剂量，只能按生物测定原则，以子宫收缩反应来定。有的孕妇使用极小量就可引起强烈宫缩，有的孕妇使用大量也只能引起轻微宫缩。临床使用剂量应以个人子宫收缩反应决定，不可盲目加大剂量。③静脉滴注缩宫素时，应先做静脉穿刺调好输液滴数（8 滴/分），然后再加入缩宫素混匀，根据宫缩情况逐渐调整；或使用输液泵。④滴注时必须有专人密切观察孕妇的血压、脉搏、宫缩频率和持续时间及胎儿情况，每 15 分钟记录 1 次，有条件的医院可使用产时胎儿监护仪。一旦发现宫缩过强、过频或呈强直性，胎心率高于160 次/分，低于 120 次/分，应立即减慢滴速，甚至停止滴入以免胎儿发生宫内窘迫或子宫破裂。

（6）缩宫素引产术应该注意：①缩宫素一定要静脉滴注；②从小剂量开始；③先调好滴数再加缩宫素，配成合适的浓度；④点滴过程中应有人定期观察；⑤根据产程进展随时调整滴数。

3.前列腺素制剂

普贝生或米索：这两种药物主要用来促子宫颈成熟，也可用于引产。一般情况下，子宫颈条件不成熟时，应该用前列腺素制剂，子宫颈条件成熟时，应使用人工破膜加小剂量缩宫素静脉滴注引产。适应证和禁忌证同促子宫颈成熟。

**（五）引产相关问题探讨**

（1）首先要仔细核对孕周，确定胎儿娩出后有存活能力。如当地儿科条件有限,应采取宫内转运到条件较好的医院分娩。

(2)充分了解所采用的引产方法对母儿潜在的危害。

(3)掌握引产的指征和禁忌证,并与引产者充分沟通,告知清楚病情,知情选择引产方法。

(4)引产前应检查阴道、盆腔,了解子宫颈条件,胎儿的大小及先露。引产前应行胎心监护。

(5)熟悉引产药物的使用方法和注意事项,了解并能处理药物所造成的不良反应。

(6)引产过程中要做好紧急情况下行急诊剖宫产的条件和医护人员。

(7)对待特殊情况下的引产要结合具体情况,酌情处理。

**(六)手术难点与技巧**

**1.延期妊娠的处理**

妊娠满41周是否引产应结合孕妇的情况和当地的医疗条件,如子宫颈条件已经成熟,可考虑引产,条件不成熟者应先促子宫颈成熟后再行引产术。美国妇产科学会建议无妊娠合并症、胎儿状况良好的妊娠满41周的孕妇,子宫颈条件成熟者给予引产,条件不成熟者加强监测,每周2次监测羊水量、胎心监护,若无异常等待子宫颈自然成熟或促子宫颈成熟后引产。

**2.有剖宫产史的孕妇能否引产**

剖宫产后阴道分娩(vaginal birth after cesarean,VBAC)已成为临床常见问题。由于胎心监护的应用、初产臀位、产妇对产钳助产的顾虑,以及剖宫产技术和麻醉方法的改进等原因,使得初次剖宫产率逐渐升高,剖宫产后再次妊娠者增多。对子宫下段横切口剖宫产史,本次妊娠头先露,又无绝对剖宫产指征的孕妇再次分娩问题越来越受到关注。美国妇产科学会关于剖宫产后再次妊娠阴道分娩指南:一次子宫下段横切口剖宫产者都适合VBAC,应该进行咨询;骨盆合适;没有其他的子宫瘢痕或子宫破裂史;有监测产程或急诊行剖宫产的条件;具备急诊行剖宫产的麻醉医师和有关人员;VBAC时也可使用硬膜外麻醉镇痛。

(1)引产禁忌证:①前次剖宫产切口的类型不详。②有子宫破裂史。③绝对的头盆不称。④前置胎盘。⑤严重近视伴有视网膜剥离,或有妨碍阴道分娩的内科合并症。⑥胎位异常。⑦两次剖宫产史且未有过阴道分娩者。⑧没有急诊剖宫产的条件。

(2)剖宫产后再次妊娠阴道分娩处理的注意点:①充分了解孕妇产科病史,如前次剖宫产的类型、指征、切口恢复情况,以及距离此次妊娠间隔的时间。

②本次妊娠孕周:超过 40 周者,VBAC 成功率下降。③估计胎儿体重,巨大胎儿会增加 VBAC 的危险性。④孕妇是否肥胖,如果孕妇肥胖也会降低 VBAC 的成功率。⑤有无 VBAC 的禁忌证,如有禁忌证则再次剖宫产。

(3)引产方法:小剂量缩宫素静脉滴注。与孕妇探讨 VBAC 的利弊,孕妇愿意试产,又具备阴道分娩条件,需要引产或改善子宫颈条件,最好在严密观察下使用小剂量缩宫素静脉滴注,产程中加强监测。产程进展顺利者阴道分娩,出现并发症经处理改善适合阴道分娩者则阴道分娩,不顺利者则再次剖宫产。如果孕妇自然临产,又无阴道分娩禁忌证,产程中如果出现宫缩乏力可使用小剂量缩宫素催产,严密观察产程进展和子宫下段的情况。①引产前一定要排除头盆不称。②严格掌握适应证、方法和剂量。③要密切观察产程和产妇及胎儿情况。

## 二、催产术

### (一)概述

催产是指临产后因宫缩乏力,采用人工的方法促进宫缩,使得产程得以进展,减少因产程延长导致的母婴并发症。常用的方法有两种:人工破膜和小剂量缩宫素静脉滴注。

### (二)催产前的评估

1.适应证
原发性或继发性宫缩乏力者。

2.禁忌证
(1)明显头盆不称。
(2)胎位异常(忽略性横位、不均倾位、高直位、额后位)。
(3)宫缩不协调。
(4)胎儿窘迫。

### (三)手术方法

1.人工破膜术
可在产程的不同阶段进行人工破膜术,但要掌握适应证。
(1)人工破膜手术操作步骤:取膀胱截石位,常规消毒外阴及阴道。用弯血管钳在手指引导下撕破胎膜使羊水流出,若羊水流出不多,可将胎头轻轻推动,以利于羊水流出。观察羊水的性状、颜色。
(2)人工破膜注意事项:①破膜前应做全面病史询问和检查,确定孕妇无经

17

阴道分娩的禁忌证。②严格无菌操作,防止感染。③破膜应在宫缩间歇期进行。④破膜前后应听胎心音,观察羊水的性状。⑤人工破膜后观察 1 小时,宫缩无加强,再使用小剂量缩宫素。

(3)并发症的防治。①脐带脱垂:破膜时不要向上推动胎头;破膜后应立即听胎心;不要让羊水流出过快。②羊水栓塞:破膜时应避开宫缩,在宫缩间歇期破膜。③感染:破膜前应消毒外阴和刷手;注意无菌操作;监测体温。

(4)手术难点与技巧:人工破膜操作时动作要轻柔,在手指的指引下,血管钳应紧贴胎膜,钳尖张开约 1 cm 轻轻钳起胎膜,轻轻牵拉看看有无阻力,如果阻力过大应重新开始,以免夹伤子宫颈和胎儿。每次操作都应仔细检查血管钳上有无胎儿的毛发,或有无羊水流出。

(5)手术相关问题探讨:人工破膜术作为产科常用的一种方法,简单容易操作。如果处理不当,也会引起纠纷。因此要认真对待:①术前要告知;②要有适应证;③要无菌操作;④动作要轻柔;⑤操作时要避开宫缩期;⑥破膜后要密切观察宫缩情况。

2.缩宫素静脉滴注术

(1)操作步骤:产程中出现宫缩乏力时,一定要先行人工破膜加强宫缩,如果无效果,再用缩宫素静脉滴注。

(2)缩宫素加强宫缩注意事项:①一定要静脉使用,不能采用其他方法。②从小剂量开始,逐渐增加浓度。③监测宫缩和胎心。④注意产程进展。⑤注意变态反应。

(3)并发症的防治。①宫缩过强:减慢滴速或停用;使用宫缩抑制剂。②胎儿窘迫:停用缩宫素;左侧卧位;吸氧;不能缓解者应及时终止妊娠(阴道助产或剖宫产)。③羊水栓塞:停用缩宫素;按羊水栓塞常规处理。④子宫破裂:除停用外,按子宫破裂常规处理。

(四)相关问题

产程一旦出现停滞,应积极寻找原因,可从产力、产道、胎儿和产妇的精神心理等方面去考虑,不可盲目使用促宫缩药。因为难产不是单一因素所致,往往是几个因素相互作用的结果。以下几点应注意:①首先除外头盆不称,产道有无异常;②慎重估计胎儿体重;③纠正产妇一般情况,解除产妇紧张情绪和恐惧心理,鼓励产妇的信心;④若是产力异常可行人工破膜,了解羊水性状和胎儿宫内安危状况;⑤人工破膜 1 小时,如无效果,可使用小剂量缩宫素静脉滴注加强宫缩;⑥处理后还应密切观察产程进展及母儿情况。

（1）阴道检查除外头盆不称。

（2）先人工破膜,再用缩宫素。

（3）催产时缩宫素只能静脉使用,禁忌其他使用方法。

# 第五节 胎头吸引助产术

## 一、胎头吸引器使用的适应证和禁忌证

### (一)使用胎头吸引器患者的术前评估

即使在有明确的使用胎头吸引器适应证存在时,术前评估也是非常重要的。在使用胎头吸引器助产之前应充分评估一些可能对助产结局产生重要影响的因素,这些相关因素包括以下 4 个方面:妊娠和分娩期合并症及并发症,孕妇的心理状态,胎儿的状况及操作者的技能。

1.使用胎吸助产前应充分评估孕妇在妊娠期及分娩期是否存在可能的不良影响

阴道分娩的高危因素如产前出血,妊娠合并心肺疾病,糖尿病等。其次应评估第一产程和第二产程的时间和进展,近年来由于无痛分娩的广泛应用,第二产程的时间都有所延长,但如果整个产程进展都不很顺利,无论用哪种方式助产,母儿的不良并发症都将明显增加。

2.应评价母亲的全身状况及母亲是否愿意配合接生者使用胎头吸引器

在使用胎头吸引器助产时,孕妇本人的屏气用力是非常重要的辅助力量,孕妇用力越好,牵引所需的力量越小,可能造成的损伤也相应减少。此外,在鼓励孕妇用力的同时,适当应用小剂量缩宫素加强宫缩也是必不可少的。

3.应评价胎儿的状况(包括胎位、胎心及胎儿体重)

在做胎吸助产之前应做详细的阴道检查,排除明显的头盆不称。阴道检查对胎儿的评估应包括胎先露的高低,胎方位,胎头塑形程度,胎头水肿的范围和程度。胎先露部高低强调为骨质部分最低点,有时由于产瘤大,在阴道口看到胎发,先露骨质部分却在坐骨棘上 1～2 cm,此时若误上胎头吸引器,可能造成吸引器滑脱失败。胎头塑形反应胎头受压的程度,并可分为轻、中、重度,两侧顶骨在矢状缝并拢但不重叠为轻度塑形,顶骨重叠但可以被手指轻轻推开复位称为中度塑形,如果重叠的颅骨不能复位为重度塑形。当胎头发生重度塑形时,常存

在胎头俯屈不好或不均倾,此时使用胎吸助产可能增加颅骨损伤的机会。同时应再次了解骨盆的情况。胎心和胎儿估计体重也是接生者在决定使用胎吸助产时应考虑的因素之一,若估计胎儿体重过大(>4 500 g),应考虑发生肩难产的可能,此时应以剖宫产结束分娩为宜。

4.操作者使用胎吸的技巧及熟练程度是决定胎吸是否成功的重要因素

既往人们对这个因素对手术助产成功与否的影响不够重视,但现在已逐渐意识到其重要性。加强对年轻医师手术助产技能的培训应该是提高手术助产成功率的重要措施之一。

**(二)使用胎头吸引器的必备条件**

(1)无明显头盆不称。

(2)只能用于顶先露,不适用于面先露、额先露或臀位。

(3)子宫口已开全或接近开全。

(4)双顶径已达坐骨棘水平以下,先露部已达盆底。

(5)胎膜已破。

(6)排空膀胱。

(7)术前已向产妇及家属告知可能的并发症,取得知情同意。

(8)若胎吸失败有条件立即施行剖宫产。

(9)接生者已掌握胎吸助产的技能。

**(三)使用胎头吸引器的适应证**

(1)第二产程延长,包括持续性枕横位,持续硬膜外麻醉致产妇用力差。

(2)需要缩短第二产程,如产妇有高血压、心脏病、哮喘或其他全身性疾病,以及有胎儿宫内窘迫者。

(3)子宫瘢痕,有剖宫产史或子宫手术史,不宜在第二产程过度用力。

(4)轻度头盆不称,胎头内旋转受阻者。

**(四)使用胎头吸引器的禁忌证**

(1)头盆不称。

(2)异常胎位如臀位、面先露或胎位不清,胎头未衔接。

(3)无阴道分娩条件如骨盆狭窄,软产道畸形、梗阻。

(4)子宫脱垂或尿瘘修补术后。

(5)巨大儿。

(6)早产(<34 周),怀疑胎儿有凝血功能障碍。

(7)产钳助产失败后。

(8)子宫口未开全,除外双胎第二胎顶先露(小胎儿)或由于胎心率异常,以及大出血需尽快结束分娩等原因,这时需要经验丰富的医师来完成操作。

**二、胎吸助产的手术操作和注意事项**

**(一)麻醉选择**

因为腰麻和硬膜外麻醉都可能影响产妇屏气用力,故在胎吸助产中不推荐使用。一般采用双侧阴部神经阻滞麻醉或局部麻醉,在紧急情况下也可不用麻醉。

**(二)术前准备**

(1)检查吸引器有无损坏、漏气,橡皮套是否松动,将导管接在吸引杯上并连接好负压装置。

(2)取膀胱截石位,外阴准备同正常接生。

(3)导尿排空膀胱。

(4)行双侧阴部神经阻滞麻醉,初产妇需常规做会阴侧切口。

(5)阴道检查排除头盆不称等禁忌证,明确胎先露的位置和胎方位。

**(三)手术步骤**

**1.放置吸引器**

在吸引器胎头端涂消毒液状石蜡或肥皂冻,左手分开两侧小阴唇,暴露阴道外口,以左手中指、示指掌侧向下撑开阴道后壁,右手持吸引器将胎头端向下压入阴道后壁前方,然后左手中指、示指掌面向上,分开阴道壁右侧,使吸引器右侧缘滑入阴道内,继而手指转向上,提拉阴道前壁,使吸引器上缘滑入阴道内,最后拉开左侧阴道壁,使吸引器完全滑入阴道内并与胎头顶部紧贴(图 1-1、图 1-2)。

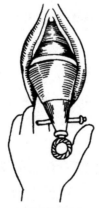

图 1-1　胎头吸引器的放置(正面观)

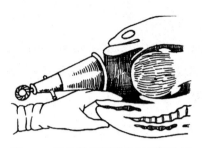

图 1-2 胎头吸引器的放置(侧面观)

在放置胎头吸引器时应注意以下几个问题：①胎头吸引器的中心应位于胎头的"俯屈点"。胎头俯屈点是指矢状缝上,后囟前方二横指(约 3 cm)处。胎头吸引器的中心应位于这个俯屈点上,在牵引时才能让胎头更好地俯屈并沿骨盆轴方向娩出(图 1-3);②吸引器的纵轴应与胎头矢状缝一致,并可作为旋转的标志;③牵引前应检查吸引器附着位置。左手扶持吸引器,并稍向内推压,使吸引器始终与胎头紧贴,右手中、示指伸入阴道内,沿吸引器胎头端与胎头衔接处摸 1 周,检查两者是否紧密连接,有无阴道壁或子宫颈软组织夹入吸引器与胎头之间,若有将其推开。

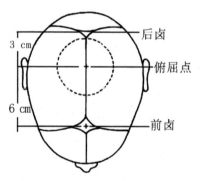

图 1-3 放置胎头吸引器的俯屈点

2.抽吸负压

(1)电动吸引器抽气法:将吸引器牵引柄气管上的橡皮管与电动吸引器的橡皮管相连,然后开动吸引器抽气,胎头位置低可用 40.0 kPa(300 mmHg)负压,胎头位置高或胎儿较大,估计分娩困难者可用 60.0 kPa(450 mmHg)负压,一般情况选用 51.0 kPa(380 mmHg)负压。

(2)注射器抽吸法:术者左手扶持吸头器,不可滑动,由助手用 50 mL 空针逐渐缓慢抽气,一般抽出空气 150 mL 左右,如胎头位置较高,可酌情增加抽气量,负压形成后用血管钳夹紧橡皮导管,然后取下空针。

无论采用上述哪种方式形成负压,都应注意负压形成一定要缓慢,时间一般不要少于 3 分钟,使胎头在由小到大的负压作用下,逐渐形成一产瘤,以避免损伤胎头微血管,造成胎儿头皮血肿。

3.牵引

先用右手中指、示指轻轻握持吸引器的牵引柄,左手中指、示指顶住胎头枕部,先轻轻缓慢适当用力试牵引,了解吸引器与胎头是否衔接正确,不漏气。牵引方向应根据先露所在平面,循产道轴所取的方向在宫缩时进行,先向下向外协助胎头俯屈下降,当胎头枕部抵达耻骨联合下方时,逐渐向上向外牵引,使胎头逐渐仰伸,直至双顶径娩出。在宫缩间歇期应停止牵引,但应保持吸引器不随胎头回缩而回缩。在枕左/右前或枕横位时,牵引同时应顺势旋转胎头,若为枕后位,最好用手旋转胎位至枕前位后再行胎吸助产,每次宫缩旋转 45°为宜,旋转时助产应在腹部行外倒转以协助。

4.取下吸引器

当可触及胎儿颌骨时,即应拔开橡皮管或放开气管夹,消除吸引器内的负压,取下吸引器,按正常机转娩出胎儿。

### 三、手术操作技巧及特殊情况的处理

#### (一)手术操作技巧

(1)吸引器的放置吸引器的中心一定要放在胎头的俯屈点上。吸引器放置不正确可以导致牵引失败。在正枕前位时吸引器的正确放置较容易,但若助产的指征是胎位不正(枕左/右前或枕横位)导致胎头不下降,吸引器的放置会比较困难,且不易牵引成功。

(2)在开始抽吸负压和牵引之前,一定要仔细检查吸引器的边缘,若吸引器中嵌入母体组织,可导致母体组织裂伤和出血,同时也可导致吸引器滑脱,牵引失败。

(3)胎吸助产时吸引器的牵引应该是间歇性的,与宫缩及孕妇的屏气用力相配合,在宫缩间歇应放松。拉力方向应与吸引器胎头端的横截面垂直,这样才能保持拉力与产道轴方向一致,只有保持沿产道轴方向用力才能用最小的牵拉而使产程进展最大。牵引用力要均匀,不可过大,牵引过程中禁忌左右摇摆,以防吸引器漏气滑脱。

(4)连接吸引器牵引柄一端的橡皮管,要求质量好,不应过软,否则在达到要求的压力之前,管会被吸扁。管长要求 20 cm,管子过长或过软均会影响负压

形成。

(5)关于吸引持续时间和次数大多数文献报道胎吸助产的牵引次数应不超过 3 次,持续时间不超过 20 分钟,但最近澳大利亚的 Vacca 提出一个新的观点即"3 加 3 次牵引"。该学者认为只要牵引力量适度,每次牵引都有胎头下降,可以牵引 6 次。前面 3 次牵引使胎头更好地俯屈下降至盆底,后面 3 次牵引协助胎头娩出。牵引总时间控制在 30 分钟以内,这种方法可以让会阴充分地扩张,避免会阴撕伤及会阴切口延长的发生。

(6)牵引滑脱的处理牵时若发生滑脱,应查找原因。若因放置困难或负压维持不满意等技术失误导致滑脱可换由经验丰富的医师再次尝试胎吸助产或改用产钳。因产钳可以提供更大的牵引力,吸引器失败后产钳助产有可能成功,但如果没有经验丰富的人员在场,最好改行剖宫产结束分娩。若吸引器放置满意和负压维持良好情况下发生滑脱,应高度考虑相对头盆不称,不均倾或巨大儿而需更大牵引力,此时建议改行剖宫产结束分娩。

(7)吸引器的选择硅胶或软塑料头的吸引器易于安放,对产妇及胎儿的损伤小,是低位或出口助产的理想选择,金属头的吸引器因拉力较大而适用于需要辅助胎头旋转的情况,但同时它可能增加严重头颅损伤的风险,因此需要特殊训练和具有一定经验才能使用。

**(二)特殊情况的处理**

1.胎位不正时应用胎头吸引器

据文献报道在枕横位和枕后位采用胎吸助产的成功率为 96%,仅有个别病例在胎吸后又改用产钳助产。胎吸助产的一大优点为可以在牵引的同时旋转胎头,尤其是在枕横位时。在吸引器牵拉下,胎头顶下降压迫到盆底,此后胎儿可以找到最有利的平面自动内旋转到枕前位分娩。虽然有学者仍倾向于在胎位不正时采用 Barton 或 Kielland 产钳助产,但若正确使用胎吸助产处理胎位不正,母儿并发症明显低于产钳助产。

2.剖宫产术中应用胎头吸引器

有文献报道在剖宫产术中使用胎头吸引器取得良好效果。与产钳及手术医师的手相比,胎头吸引器所占的空间更小,更有利于胎头的娩出,尤其是在胎头高浮时,同时也不易造成子宫切口的撕伤。

3.双胎分娩中应用胎头吸引器

在双胎阴道分娩时采用胎头吸引器协助第二胎娩出是非常有效的方法,尤其是在子宫口未完全开全,胎头高浮时运用胎吸助产可以协助子宫口的扩张及胎儿的娩出。此时应用胎头吸引器明显优于徒手牵引或内倒转。

**四、胎头吸引的并发症及其处理**

**(一)产妇并发症**

**1.子宫颈裂伤**

子宫颈裂伤多因子宫口未开全造成,阴道检查时应确认子宫口已开全。若裂口较浅(不超过0.5 cm),无活动性出血,可不必缝合,超过 1.0 cm 的裂伤可用1-0 可吸收线缝合,恢复子宫颈正常的解剖形态。

**2.外阴阴道裂伤**

外阴阴道裂伤多因会阴阴道壁组织弹性差,会阴切口过小所致,术前应行充分的会阴侧切术。在胎盘娩出后应依次进行缝合,先阴道后外阴,对有活动性出血的部位,应先结扎止血,以免失血过多。

**3.阴道血肿**

阴道血肿可因阴道壁被吸入吸引器所致,也可因阴道壁撕伤所致。放置吸引器后必须仔细检查,排除软组织受压。

**4.远期并发症**

盆底组织损伤、尿失禁是胎头吸引助产术的远期并发症。胎头吸引助产术可能造成盆底肌肉及软组织的损伤,造成产后尿失禁,大多数患者症状不是十分明显,但仍可能对其生活质量发生影响。与产钳助产术相比,胎吸助产所导致的尿失禁要轻微一些,但仍应注意这部分患者产后盆底肌肉功能的恢复和训练,减少尿失禁的发生。

**(二)胎儿并发症**

**1.头皮水肿(产瘤)**

胎吸助产的胎儿头皮均有水肿,产瘤形成,但大多为一过性的,产后 12～24 小时自行吸收消退,对胎儿无不良影响。

**2.头皮擦伤或撕伤**

胎吸助产所致的胎儿头皮擦伤和撕伤发生率大约为 10%,大多为轻度的表浅的损伤。其原因多系吸引器放置位置不正确,过长时间的牵引及吸引器突然滑脱,在操作时应注意避免上述错误发生。

**3.头皮血肿**

头皮血肿是由于牵引导致骨膜下血管破裂,血液积留在骨膜下形成。因颅骨处骨膜与骨粘连紧密,故血肿易局限,不超越骨缝,边界清楚。小的头皮血肿数天内可自行吸收,消退,不需特殊处理。大的头皮血肿可导致黄疸或贫血,需数周才能被吸收,需给予对症特殊处理。

**4.帽状腱膜下血肿**

帽状腱膜下血肿是由于外力作用导致连接头皮静脉,颅内板障静脉及颅内静脉窦的血管破裂出血并沿颅骨外膜与帽状腱膜之间的腱膜下间隙蔓延形成的血肿,因出血发生在疏松的组织内,无骨缝限制,故出血量多,易于扩散,可造成严重的贫血和失血性休克。胎吸助产所致的帽状腱膜下血肿的发生率约为1%,但若未及时处理其病死率高达 25%。因此对所有胎吸助产分娩的新生儿均应随访观察,警惕帽状腱膜下血肿的发生。

**5.视网膜出血**

文献报道胎吸助产致新生儿发生视网膜出血的概率比产钳助产及自然分娩的新生儿高,具体机制尚不十分明确。但这种视网膜出血多为一过性的,不会造成远期的视网膜损伤的严重后果。

**6.新生儿黄疸**

新生儿黄疸在胎吸助产新生儿中发生概率较高,但需要光疗的重度新生儿黄疸在胎吸助产和产钳助产新生儿中的发生率无明显差异。新生儿黄疸的发生与头皮血肿及帽状腱膜下血肿有关。

**(三)吸引器助产术后的护理**

应仔细检查产妇及新生儿有无创伤。若有软产道损伤,应逐层止血缝合。新生儿常规肌内注射维生素 K 4 mg,局限性的产瘤和小的头皮血肿一般在产后24~48 小时消失,无须特殊处理,要高度警惕帽状腱膜下血肿的发生。

# 第六节　产钳助产术

## 一、概述

产钳助产术是指在产妇进入第二产程后,由产科医师借助产钳对胎头进行牵引而帮助胎儿娩出。多数学者认为产钳助产术具备剖宫产术和胎头吸引术不能具有的独特优点,非其他产科手术所能完全取代,在产科临床工作中具有一定的地位。

Chamberlen 家族于 1600 年左右首次发明并使用产钳。直到 18 世纪,产钳及其应用才被世人广泛知晓。

根据助产时胎儿骨质部所到的位置,美国妇产科学会的分类标准如下。

**(一)出口产钳**

(1)在阴道口不用分开阴唇就可以看到胎儿头皮。

(2)胎儿骨质部已到达盆底。

(3)矢状缝位于骨盆前后径上,或为左枕前、右枕前或左枕后、右枕后。

(4)胎头位于或在会阴体上。

(5)胎头旋转不超过45°。

**(二)低位产钳**

(1)胎头骨质部最低点位于或超过坐骨棘水平下 2 cm,但未达盆底。

(2)旋转45°或少于45°(左枕前或右枕前转至枕前位,或左枕后或右枕后转至枕后位)。

(3)旋转超过45°。

**(三)中位产钳**

胎头衔接但先露在坐骨棘水平下 2 cm 以上。

**(四)高位产钳**

在上述分类中未包括的。

**二、术前评估及术前准备**

**(一)施行产钳助产术应具备的条件**

(1)子宫口必须开全、胎心存在、阴道检查产道无异常、明确胎方位、胎头双顶径平面已通过子宫颈口,确定所需用助产产钳的种类。

(2)胎膜已破。

(3)胎头已经衔接,无明显头盆不称,即胎头已降入骨盆腔达到盆底,在耻骨联合上方扪不到胎头,阴道检查胎头颅骨无明显重叠,其矢状缝已与骨盆下口前后径平行或接近。

(4)胎先露已达 $S^{+3}$ 或以下(即胎头骨质部达坐骨棘平面以下 3 cm),胎头无明显变形。

(5)胎方位明确,先露部应是枕先露、面先露的颏前位或者用于臀位后出头。

(6)术时取膀胱截石位,置放钳叶前导尿排空膀胱,行双侧会阴阻滞麻醉或持续性硬膜外麻醉,为避免会阴撕伤,可行会阴切开术。

（7）术前与产妇及其委托人充分沟通,告知实施产钳术的原因及可能导致的母胎并发症,征得患方的知情同意选择及签字后方能实施。

（8）所在单位具备新生儿复苏的人员及设备的支持。

**（二）产钳术适应证**

（1）产妇患有各种合并症及并发症,需缩短第二产程,如心脏病心功能Ⅰ～Ⅱ级哮喘妊娠合并高血压等。

（2）宫缩乏力,第二产程延长。

（3）胎儿窘迫。

（4）剖宫产胎头娩出困难者、臀位后出头困难者。

（5）胎头吸引术失败者,经检查可行产钳者用产钳助娩,否则改行剖宫产。

（6）早产。

**（三）产钳术禁忌证**

（1）不具备产钳助产条件者。

（2）异常胎方位如颏后位、额先露、高直位或其他异常胎位。

（3）胎儿窘迫,估计短时间不能结束分娩者。

## 三、手术方法

**（一）Simpson 产钳使用方法**

（1）产妇取膀胱截石位。

（2）常规消毒外阴,铺消毒巾,导尿。

（3）阴道检查 再次阴道检查,确定子宫口已开全,触摸囟门位置和产瘤大小、胎方位及先露下降平面,再次排除头盆不称。

（4）行会阴侧切。

（5）放置产钳左叶:左手以握毛笔方式握左叶钳柄,钳叶垂直向下,右手伸入胎头与阴道壁之间做引导,使左叶产钳沿右手掌慢慢进入胎头与阴道壁之间,直至到达胎头左侧顶颞部,钳叶与钳柄在同一水平位,钳柄内面正向产妇左侧,将左钳柄交助手握住并保持原位不变。

（6）放置产钳右叶:右手垂直握右钳柄如前述,以左手中、示指伸入阴道后壁与胎头之间诱导右钳叶(在左产钳上面)缓慢滑向胎头右侧方到达与左侧对称的位置。

（7）合拢钳柄,两个产钳放置在正确位置后,左右产钳锁扣恰好吻合,左右钳柄内面自然对合。

(8)检查钳叶位置:再次检查产钳位置,钳叶与胎头之间有无夹持子宫颈组织。

(9)扣合锁扣,阵缩来临时指导产妇屏气,并用右手保护会阴,左手向外、向下牵引胎头,当先露部拨露时,应逐渐将钳柄向上旋转使胎头逐渐仰伸而娩出。

(10)取出产钳:当胎头双顶径露出会阴口时应取出产钳。按照放置产钳的相反方向先取出右叶产钳,再取出左叶产钳,随后娩出胎体。

**(二)后进胎头产钳术**

后进胎头产钳术即 Piper 产钳术。Piper 产钳特点为产钳钳柄比较长,钳柄弯曲与骨盆弯曲方向相反,独特的结构给钳叶提供了较大的扩展空间,从而减少了胎头所受的压力(图 1-4)。

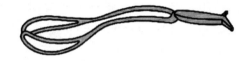

**图 1-4 后进胎头产钳**(Piper 产钳)

该方法适用于臀位分娩后进胎头娩出困难或手法娩出胎头失败者。使用前提条件是胎儿上肢已经娩出,胎头已经入盆并转正。

其优点在于实施过程中 Piper 产钳下垂的钳柄使得产钳可以直接放置于胎头两侧,而不必过高地上举胎体,以避免损伤胎儿颈部。缺点在于 Piper 产钳钳叶的骨盆弯曲曲度小,在实施过程中容易引起会阴部的损伤。

操作方法如下。

(1)胎儿上肢及胎肩娩出后,胎头已经入盆且为颏后位时,方能使用 Piper 产钳。放置产钳前,应再次确定胎头的方位。

(2)施术时助手使用手术巾包裹并提起胎体,同时将胎体移向母体的右侧,移动过程中胎体保持成水平位,术者采取跪式或低坐位,左手执产钳左叶,沿骨盆左侧上置产钳左叶于胎儿右耳上。

(3)助手将胎体移向母体的左侧,移动过程中胎体保持成水平位,术者以右手沿骨盆右侧壁置入产钳右叶至胎儿右耳上。

(4)合拢锁扣,钳柄置于术者右手手掌上,中指放于钳胫之间的空隙中,向下牵引,至会阴口显现颏部后,边牵引边向上抬高钳柄以顺应骨盆轴的弯曲弧度。牵引的同时,术者右手的拇指在钳柄上方要抓住胎儿的股部,左手的示指、中指下压胎儿枕骨下区域,固定胎儿颈部。

(5)向上抬高钳柄接近水平位,俯曲牵引娩出胎头。

### (三)Kielland 产钳术

Kielland 产钳有胎头的钳叶弯曲,无向上的骨盆轴弯曲,钳叶瘦长而薄,左叶的钳锁可以与右叶钳胫的任何一点扣合,上下滑动,放置骨盆任何径线可以旋转,故对胎头位置较高或倾势不均时具有特殊作用。当放置呈不均倾时,仍能扣合而挟持胎头,适用于旋转胎头。

Kielland 产钳操作方法分为 5 个步骤:上钳、合锁、旋转、牵引、下钳。

较 Simpson 产钳相比,Kielland 产钳术具有以下优势:①不用手转胎头,不易头位脐带脱垂;②对产妇的软产道损伤小,伤口延裂血肿少;③胎儿损伤小,不易伤及眼。该方法既有旋转胎头,又有牵引胎头的双重功能,适用于持续性枕后位及持续性枕横位时旋转胎头,胎头位置较高或者是倾势不均时;但操作难度、所要求的操作技巧及经验均大于 Simpson 产钳,不适合基层医院临床推广。

### (四)面先露的产钳助产术

产钳适用于颏前位的手术助产。

钳叶沿枕颏径方向置于胎头侧,此时盆弯指向胎儿颈部,向下牵引,待颏部出现在耻骨联合下时,钳柄向上牵引,随后鼻、眼、眉及枕部顺序娩出。在颏后位,不能应用产钳助产,该种胎方位无法行阴道分娩。

### (五)剖宫产术中产钳助产术

剖宫产率手术当中胎头高浮、或胎头较深入盆腔时,用手娩出胎头会遇到困难,须用剖宫产术所用的短柄产钳娩出胎头。

剖宫产所用产钳因柄短,钳叶仅有胎头弯曲,现主要用于横切口,子宫切口较低、胎头高浮者。通常是用双叶产钳娩出胎头,也有单叶产钳。剖宫产产钳见图 1-5。

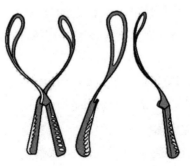

图 1-5 剖宫产术中产钳

1.双叶产钳术

(1)用右手检查确定胎头方位,如为持续性枕后位时,以右手示指伸入胎儿口内,使胎面转向宫壁切口,拭去胎儿鼻腔内羊水。

(2)产钳放置在胎头两侧枕颏径上,产钳的弯面朝向骨盆,先向上牵引产钳使胎头仰伸,直至颏部完全显露于子宫切口外,然后将产钳柄向母体腹部方向压,使胎头屈曲,便于牵出胎头。

2.单叶产钳术

当胎头双顶径在子宫切口稍上方或胎头双顶径已达切口,可选用单叶产钳滑在胎儿顶额部或面额部与子宫壁之间,直至产钳滑到其头弯位于胎头的一侧后,始于宫缩时轻轻将胎头撬出,助手可推压宫底以协助。

**(六)瘢痕子宫产钳助产术**

对于有剖宫产史的孕妇试产应特别注意了解上次剖宫产术指征、术式、胎儿体重、胎儿是否健存、胎儿或新生儿死亡原因,以及术后是否有异常发热、感染等情况。如上次剖宫产原因为绝对指征如骨盆明显狭窄、畸形、软产道异常,或上次手术指征此次又复存在,或此次又有新的剖宫产适应证,或妊娠晚期、临产后原手术瘢痕处有明显压痛或有子宫先兆破裂征兆者均应再次剖宫产。

如产妇无以上情况,本次孕期产前检查正常,距上次手术时间>2年,估计本次胎儿体重不超过上次,且胎位正常者可考虑阴道试产,产程中需认真观察产妇和胎儿的情况,尤应注意瘢痕部有无压痛,如产程进展顺利也应缩短第二产程,应用低位产钳助产是比较妥当的分娩方式。

**四、并发症防治**

**(一)母体并发症**

1.产道损伤

产道损伤常见,主要是软产道的撕裂伤,如会阴裂伤、阴道壁裂伤、子宫颈裂伤。严重时发生会阴Ⅲ度及以上裂伤,会阴Ⅲ度及Ⅳ度裂伤可为8%～12%。大部分情况下实施产钳术都行会阴侧切术,会阴部裂伤除与保护会阴部技术有关外,也和助产时会阴切开口过小、产钳牵引时未按产道轴方向而行暴力牵引、产钳牵引速度过快有关。

阴道壁裂伤多为沿会阴侧切口黏膜向上延伸,而在中位产钳时可深达穹隆部,因此术后常规的软产道检查和处理是十分重要的,特别是瘢痕子宫的产钳助产术,一定要检查子宫瘢痕的情况,防止瘢痕破裂导致产妇严重的并发症。Hagadorn-

Freathy 等人报道,13%的出口产钳发生Ⅲ度到Ⅳ度的会阴撕伤,低位产钳旋转<45°者中的发生率为22%,旋转>45°者中的发生率为44%,而在中位产钳者中的发生率为37%。

**2.阴道壁血肿**

阴道壁血肿由裂伤出血所致,向上可达阔韧带及腹膜后,向下可达会阴深部。

**3.感染**

由于阴道检查、会阴切开、产钳放置、牵引时损伤产道等,均可增加感染机会。

**4.产后出血**

产道的损伤增加了产后的出血量。

**5.伤口裂开**

伤口裂开多与术前多次阴道检查及切口裂伤较深、缝合时间过长等有关。

**6.远期后遗症**

术时盆底软组织损伤,可后遗膀胱、直肠膨出或子宫脱垂等。严重的损伤还可以有生殖道瘘及骨产道的损伤。

目前已废弃高中位产钳,这种损伤已少见。

**(二)新生儿并发症**

**1.头皮血肿**

头皮血肿较常见,发生率可为1%～12%。

**2.头面部皮肤擦伤**

头面部皮肤擦伤常见,发生率达10%。

**3.新生儿窒息**

文献报道新生儿窒息发生率可达10.88%,低位产钳和出口产钳的新生儿窒息率与正常分娩比较差异无显著性,而中位产钳的新生儿窒息率与正常分娩比较差异有显著性。

**4.颅内出血**

胎头位置较高的中位产钳术或产钳旋转不当,均可造成颅内出血,严重者可致新生儿死亡,存活者可发生瘫痪、行为异常、智能低下、脑积水等后遗症。

**5.其他**

面瘫、臂丛神经损伤、颅骨骨折、锁骨骨折、颅内出血、新生儿死亡等。

### 五、手术难点与技巧

产钳术技术要求高,较难掌握,要求施术者具备一定的经验和技术操作技巧,同时要熟悉其所用标准器械的适应性、安全性和有效性及恰当的应用时机。掌握好适应证,熟练而正确地施行产钳助产术,是比较安全而实用的助产方法,在一定程度上可降低剖宫产率,并在降低母儿发病率和新生儿病死率方面起一定的作用。产钳助产不当则可导致母儿严重创伤。在具体实施过程中应注意以下几点。

(1)根据不同情况选择适宜的产钳 Simpson 产钳适用于枕前位牵引娩出,Kielland 产钳适用于枕横位、枕后位的牵引和旋转,而 Piper 产钳则适用于臀位后出头的助产。

(2)施行产钳助产术前应进行严格的术前评估,包括手术的必备条件、适应证、禁忌证等,确定施术的必要性和合理性。经评估是属出口产钳或低位产钳可行产钳术;同时,在产程中如出现危及母儿情况,选择产钳不能增加母儿危险性,否则应选择剖宫产术。

(3)放置钳叶后发现钳柄难于合拢或易滑脱时,应取出产钳,行内诊复查,无明显异常者,重新放置产钳,试行牵引,如再次失败应及时改行剖宫产术。

(4)牵引应在阵缩时进行,宜持续缓慢加力,方向要遵循骨盆轴方向,切忌暴力牵引及左右摇摆钳柄。

(5)胎头娩出时注意保护会阴,缓慢娩出胎头,避免严重会阴撕伤。

(6)术毕仔细检查会阴、阴道、子宫颈等处有无裂伤;胎儿有无损伤;并再次导尿和肛诊,观察有无膀胱、尿道、直肠损伤,如有损伤立即处理。

(7)产后酌情使用抗生素预防感染。

### 六、手术相关问题的研究与探讨

(1)产钳术的优势与胎吸助产术相比,产钳术所引致的新生儿并发症如头皮血肿、视网膜出血等明显减少,助产成功率高,适用于早产分娩的助产,但对母体软产道的损伤明显高于胎吸助产。

(2)以下特殊情况不宜行产钳助产:①施术者无实施产钳的经验;②胎位不明确,胎头未入盆、胎方位异常,如面先露、额先露等;③腹部及盆腔检查疑为头盆不称;④胎儿存在某些病理情况时,选择产钳助产应慎重:胎儿存在骨折的潜在因素,如患有成骨不全症等;胎儿已被诊断或疑患有出血性疾病如血友病、免疫性血小板减少症等。

(3)针对不同个体情况作出个性化的治疗选择,充分评估实施产钳助产的利弊,施术前征得产妇及监护人的书面同意。

(4)实施产钳助产前,要充分考虑使用产钳的先决条件,综合评估产妇及胎儿情况、在实施过程中所能得到的产科及新生儿医护人员的支持、施术者使用产钳的熟练度、实施产钳术失败后有无条件改行急诊剖宫产术、对并发症如肩难产、软产道撕伤的修补、产后出血等的处理能力等。评价可行性后宜谨慎使用产钳,并选用最适宜产妇状态的产钳类型,将母婴的并发症降到最低程度。①严格掌握产钳助产术适应证和必备条件。②放置钳叶后发现钳柄难于合拢或易滑脱时,应取出产钳,行内诊复查,重新放置后试行牵引,如再次失败应及时改行剖宫产术。③牵引应在宫缩时进行,持续缓慢加力,切忌暴力牵引及左右摇摆钳柄。

# 第七节　肩难产助产术

肩难产是一种发病率低(0.6%~1.4%)的急性难产,如果处理不当,会发生严重的母婴并发症,导致严重后果,给患者和家属带来极大的痛苦,引起医患纠纷。因此,从事分娩接生的医护人员应熟知肩难产的高危因素,熟练掌握紧急情况下解除胎肩嵌顿的技能,随时做好处理这种产科急症的准备。

## 一、定义

国内文献常将肩难产定义为胎头娩出后,胎儿前肩嵌顿于耻骨联合后上方,用常规手法不能娩出胎儿双肩的少见急性难产。而国外文献中广泛采用的定义为胎头娩出后除向下牵引和会阴切开之外,还需其他手法娩出胎肩者称为肩难产。并强调胎肩娩出困难,不仅仅发生于前肩,也并不一定是嵌顿于耻骨联合后方,胎儿后肩被母体骶骨岬嵌顿时也可发生肩难产。

Spong 等为使肩难产诊断标准化,进行了一系列研究表明:在正常分娩,胎头躯体分别娩出的时间间隔为 24 秒,而肩难产该时间为 79 秒。该学者建议将肩难产定义为胎头至胎体娩出的时间间隔等于或＞60 秒和(或)需要任何辅助手法协助胎肩娩出者为肩难产。Beall 等对这一定义方式进行了前瞻性分析,结果表明:这种定义方法无论在肩难产诊断的实用性或有效性上均较传统定义好,有一定的临床应用价值。

## 二、危险因素

肩难产的发生与产前和产时的危险因素有关。

### (一)巨大儿

目前公认巨大儿为肩难产的主要因素,肩难产发生率随胎儿体重而明显增加。新生儿体重在 4 000～4 250 g 肩难产的发生率为 5.2%,新生儿体重在 4 250～4 500 g 肩难产的发生率为 9.1%,新生儿体重在 4 500～4 750 g 肩难产的发生率为 21.1%。

### (二)糖尿病

因高血糖与高胰岛素的共同作用,胎儿常过度生长,由于肩部结构对胰岛素更敏感,胎肩异常发育使胎肩成为胎儿全身最宽的部分,加之胎儿过重、胎体体型改变使糖尿病患者存在肩难产双重危险性。研究显示:糖尿病女性在无干预分娩中,新生儿体重在 4 000～4 250 g 肩难产的发生率为 8.4%,新生儿体重在 4 250～4 500 g 肩难产的发生率为 12.3%,新生儿体重在 4 500～4 750 g肩难产的发生率为 19.9%,新生儿体重>4 750 g 肩难产的发生率为 23.5%。因此糖尿病女性较非糖尿病孕妇的肩难产发生率高。孕期重视对高危人群行血糖筛查,及时发现糖尿病,及时治疗就显得尤为重要。

### (三)肩难产病史

有肩难产病史的孕妇再次发生肩难产的概率为 11.9%～16.7%。这可能与再次分娩胎儿体重超过前次妊娠、母亲肥胖或合并糖尿病等因素有关。但这并不意味着有肩难产病史的患者,再次分娩则必须以剖宫产结束分娩,此类患者再次分娩方式仍应综合考虑患者产前、产时的高危因素,与患者及家属充分沟通后,再作决定。

## 三、预测

肩难产是一种令人恐惧的产科急症,围生儿死亡率及新生儿严重并发症高,近年来逐渐受到产科界的普遍关注,国内外一直在研究肩难产发生的相关因素及预防手段,希望能够预测或预防发生,提出了各种可能对肩难产有预测价值的因素,但通过对这些临床研究的循证医学评价显示:由于缺乏准确识别肩难产的方法,很难确定哪一个胎儿会发生肩难产,因而肩难产无法预测和预防。一些预测方法理论上推测可能有效,或部分专家认为有效,但临床上效果如何仍有待进一步研究。尽管没有循证医学的证据支持,但仍希望这些方法能够有助于临床工作。

**(一)预防性引产是否能预防肩难产**

糖尿病和巨大儿均为肩难产发生的主要危险因素。理论上,适时终止妊娠将阻止胎儿继续生长,减低剖宫产和肩难产的危险性。Boulvain 对糖尿病孕妇中因怀疑巨大儿进行选择性分娩的文献进行了 Meta 分析,结果显示预防性引产确实降低了胎儿体重,但是并没有降低肩难产发生,也没有改善母儿结局。Irion 对非糖尿病孕妇中"怀疑巨大儿,而行预防性引产"的文献进行了 Meta 分析,结果显示:预防性引产并没有降低剖宫产率、产钳助产率,也没有减少肩难产发生率。

**(二)选择性剖宫产是否能预防肩难产**

现有资料表明巨大儿为肩难产的主要因素,肩难产发生率随胎儿体重增加而明显增加。应注意以下几点:①50%～60%的肩难产发生在新生儿体重低于 4 000 g 的分娩中,Necon 等曾报道了 1 例 2 260 g 新生儿发生肩难产;②即使新生儿出生体重超过 4 000 g,肩难产的发生率也仅仅是 3.3%。因此人们对可能分娩巨大儿的孕妇是否应行预防性剖宫产产生了质疑。Rouse 等研究显示:对于胎儿体重＞4 500 g,而非糖尿病的孕妇每预防一例永久性臂丛神经瘫痪,需进行 3 695 例选择性剖宫产。对所有巨大儿均选择性剖宫产使剖宫产率至少上升 5～6 倍。美国妇产科学会对既往研究进行循证医学评价中也提出:对所有怀疑巨大儿的孕妇行剖宫产是不恰当的,除非非糖尿病孕妇的新生儿出生体重估计＞5 000 g 和糖尿病孕妇的新生儿出生体重估计＞4 500 g。

目前国内选择性剖宫产比例较国外要大得多,主要表现在以下几个方面:①国内巨大儿的诊断标准为"新生儿体重达到或超过 4 000 g",而国外对巨大儿的诊断尚无统一标准,美国妇产科学会对巨大儿的描述为"巨大儿"只是对那些出生时体重达到或超过 4 500 g 胎儿的一个适当的名称。②国内学者认为胎儿体重是可以预测的,但是美国妇产科学会有关巨大儿预测的指南却对可疑巨大儿行选择性剖宫产的指出:可以足够精确预测巨大儿并能够帮助临床处理的公式还没有得出。并指出妊娠晚期非选择性常规进行超声检查,对筛选巨大儿或降低发病率并无好处。③国内学者仅仅从医学的角度出发来选择处理措施,没有关注到选择性剖宫产所带来的"利"是否大于其在社会、人文、经济等方面所产生的"弊"等。④国内举证倒置的医疗环境导致医护人员承受着难以想象的心理负担,导致剖宫产率明显高于国外医疗机构。但是这种高剖宫产率的医疗形式是否能够降低肩难产的发生率,是否又导致了产后出血等母儿并发症的增加?这些问题仍有待分析国内大样本临床观察及循证医学资料后才能得出结论。

(三)产时预测

分娩期与难产有关的表现如产程延长、停滞、胎先露下降缓慢,尤其伴二产程延长应视为肩难产的预警信号,结合孕妇并发症、胎儿体重分析,理论上应该可以预测肩难产的发生。但是 Mcfarland 对照研究却提示:第一产程、第二产程延长并不能预测肩难产。

四、处理

肩难产基本上是无法预测也无法预防的,所以对肩难产的处理就显得格外重要。接产过程中一旦发生肩难产,应避免惊慌,迅速通知相关人员,详细进行阴道检查,明确诊断,孕妇充分吸氧,迅速清理婴儿口鼻黏液、吸氧,并准备新生儿复苏。

(一)处理流程

制订常规:肩难产常出现得很突然,死产及新生儿死亡秘密调查协会(CESDI)报道 47% 的新生儿会在胎头娩出后 5 分钟死亡,若要做到紧急情况下仍能准确无误地做好每一项操作,最重要的就是制订抢救流程,对医院所有可能参与肩难产抢救的人员进行培训,反复训练及考核,使所有医护人员能够各尽其职。只有这样才能为紧迫的肩难产抢救赢得时间。

美国妇产科学会介绍处理肩难产的口诀——"HELPERR"。

1.Help
请求帮助,请产科高年资医师、助产士、麻醉科、儿科医师迅速到位,导尿排空膀胱。

2.Episiotony
做会阴侧切,以利手术操作及减少软组织阻力。

3.Leg McRobert
手法,协助孕妇大腿向腹壁屈曲。

4.Pressure
耻骨联合上方加压配合接生者牵引胎头。

5.Eenter
旋肩法。

6.Remove
牵后臂法。

### 7.Roll

如以上方法失败,采用 Gasbin 法,孕妇翻身,取双手掌、双膝着床呈跪式。

每项操作所用时间应为 30~60 秒。要注意虽然口诀有先后顺序,但是操作不一定按照口诀的先后顺序完成,可以同时应用多项操作,有效且合理地使用每项操作比按部就班地完成口诀要重要。

### (二)预防性处理

对于有危险因素的产妇,考虑可能发生肩难产,"高级产科生命支持"建议用"头肩操作法"经"连续分娩"娩出胎肩,即助产士在胎头娩出后立即娩出胎肩,而不应中断操作去吸胎儿口咽内的黏液,以维持胎儿先前的冲力。但是另外一种观点却认为胎肩娩出前应给予短暂的停顿,以利于胎头娩出复位和外旋转,双肩径转到斜径,便于胎肩娩出。但是究竟哪种方法更利于预防肩难产的发生,目前尚无随机对照的临床研究。

关于会阴侧切的必要性目前尚有很大争议,部分学者认为对于所有可能发生肩难产的病例,均需要行会阴侧切,但是另外一部分学者的研究却表明,会阴侧切术并不降低臂丛神经损伤的风险,不影响肩难产患者分娩结局。产科急症管理小组(managing obstetric emergencies and trauma,MOET)建议有选择性地行会阴侧切,在实施"旋肩法"或"牵后臂法"时方可使用。

## 五、操作方法

### (一)McRoberts 法

1985 年由 Gonik 等首先提出的 McRoberts 法,因其简单、有效,已被公认为是处理肩难产的首选方法。操作方法是让孕妇大腿极度屈曲,并压向腹部。此方法并不能改变孕妇骨盆的确切尺寸,但是可使骶骨连同腰椎展平,使原阻塞产道的骶岬变平,并使胎儿脊柱弯曲,使后肩越过骶岬,进一步下降到骶骨窝内;并且缩小了骨盆倾斜度,使母体用力的方向与骨盆上口平面垂直。同时耻骨向母体头部方向靠拢,使受压的前肩松解。当操作有效时,正常的牵引就可以娩出胎儿。McRoberts 法在处理肩难产的成功率为 42%~58%。然而,McRoberts 法也是有风险的。在严重肩难产时反复尝试 McRoberts 法会增加臂丛损伤的风险。另外也有 McRoberts 法导致产妇耻骨联合分离和暂时的股神经病变的个案报道。因此在操作过程中要警惕屈曲过度和母亲大腿在腹部的过度外展。

### (二)压前肩法

助手在孕妇耻骨联合上方触及胎儿前肩,按胎肩使胎肩内收或向前压下通过耻骨联合。压前肩法常与 McRoberts 手法同时应用。最初应持续加压,如果无法娩出胎儿,则应改为间断加压,使胎肩通过耻骨联合。应该注意避免在实施处理肩难产操作过程中加腹压,因为孕妇直接用力已经不能娩出胎肩,增加腹压仅仅是重复这种力量,并且只会进一步冲击耻骨联合后的胎肩,而加剧嵌顿;另外,增加腹压还可以增加新生儿 Erb-Duchenne 麻痹、胸髓损伤的风险。

（三）旋肩法

旋肩法包括 Rubin 法和 Woods 法。

1.Rubin 法

其为由 Rubin 首次报道并命名的操作手法。将一只手的手指伸入阴道内,放在胎儿前肩或后肩的背侧将肩膀向胸侧推动。

2.Woods 法

其为由 Woods 首次报道并命名的操作手法。将一只手从胎儿一侧进入到胎儿后肩处,向胎儿后肩前表面施压外展后肩。

如未能起效,还可以尝试采用 Rubin 法和 Woods 法联用。术者一只手放在胎儿前肩背侧向胸侧压前肩（Rubin 法）,另一只手从胎儿前方进入胎儿后肩处向背侧压后肩（Woods 法）。两手协同使胎肩在耻骨联合下转动,像转动螺丝钉一样将胎肩娩出。

需要注意的是肩难产时胎肩嵌顿在耻骨联合下,阴道内充满了胎体,常很难将手指插入阴道。在旋转过程中,注意勿转胎儿颈部及胎头,以免损伤臂丛神经,旋肩法不宜牵拉胎头,以减少胎儿损伤。

（四）牵后臂法

1945 年 Barnum 首次报道了牵后臂法。该操作是将后臂拉出,以腋肩径代替双肩峰径,使胎儿降到骨盆陷凹内而使前肩内收从前方解脱嵌顿的手法。术者一手进入阴道,找到胎儿后臂,并使胎儿手臂肘关节屈曲,紧接着将胎儿后臂掠过胎儿胸部,以"洗脸"的方式使后臂从胸前娩出。通常先拉出手,然后是胳膊,最后是肩膀。当手臂被拉出时,胎儿呈螺旋样旋转。前肩转至耻骨联合下方,然后娩出。

注意:①有时候是需要旋转胎体使后臂转至前面以利于牵出;②正确的受力点应作用于后臂肘窝处,使肘关节屈曲,再使其从胎儿胸前滑出。不能紧握和直接牵拉胎儿上肢,以免造成骨折。

（五）手-膝位（Gasbin 法）

手-膝位以最早从危地马拉土著人处学习到这一技术并加以推广的美国助

产士 Gasbin 的名字命名,又称"四肢着床"操作法,是处理肩难产的一种安全、快速而有效的操作方法。Bruner 等报道了 82 例通过这种"四肢着床"体位来处理肩难产的病例,其中 68 名产妇(83%)没有借助额外的措施成功分娩,也没有增加母婴并发症的发生率。国内已有多名医师采用此法成功娩出肩难产胎儿。

将孕妇由仰卧位转为双手掌和双膝着床,呈趴在床上的姿势。向下的重力和增大的骨盆真结合径和后矢状径可以使部分胎肩从耻骨联合下滑出,如无效,可先借助重力轻轻向下牵拉,先娩出靠近尾骨的后肩;如胎肩仍然无法娩出,Gasbin 法还可以与上文所提到的肩难产的操作手法(除压前肩法)相结合进行助产。其中最常用到的就是 Gasbin 法+牵后臂法,当患者翻转后,后肩变成了前肩,但是应该注意体位改变后,一般医护人员会不适应这种体位,常发生接生者对胎儿定向错误。正确的操作手法:不再行会阴保护,操作者从胎儿面部、胸一侧,将同侧手掌进入阴道(如胎儿面部朝向术者右侧则进入右手,否则术者左手进入阴道),找到胎儿在母体骶尾关节下方的手臂(多选择后臂,此时后肩已变成前肩),并使胎儿手臂肘关节屈曲,紧接着将胎儿后臂掠过胎儿胸部呈洗脸式并通过会阴娩出。通常先拉出后臂的手,然后是胳膊,最后是肩膀,当手臂被拉出时,前肩就会解除嵌顿,然后娩出。该方法极其有效,建议推广应用。

### (六)Walcher 体位

Walcher 体位是 McRoberts 体位的倒转形式,大腿要过伸,可导致耻骨联合向下增加 $1\sim1.5$ cm。Walcher 体位在一些比较旧的文献中提到可作为一种方法来缓解肩难产,而最近的文献没有报道它的用法并且在最新的美国妇产科学会关于肩难产的公告中也没有被提到。

### (七)锁骨切断法

锁骨切断法大部分是在比较旧的文献中有所提及,在靠着母亲耻骨支的方向折断锁骨。尽管这样可以减小胎儿双肩周径,但损伤臂丛和肺脉管系统的风险明显增加。此外,国外尚有文献报道锁骨切断术,用刀片或剪刀将锁骨切断,这种方法会在胎儿皮肤上形成永久性瘢痕,且可能会导致胎儿宫内死亡,因此,国内有专家不提倡用器械行锁骨切断法,在万不得已的情况下,也应实施三指法压断锁骨。

### (八)Zavanelli 法

Zavanelli 法即指胎头复位剖宫产。对于困难的肩难产,胎头复位,子宫切开术,耻骨联合切开术是最后可求助的手段。Zavanelli 法是一种必要的分娩过程的逆转,那时胎儿颈部是俯屈的,复位就是逆转,胎头旋转回复到枕前位,应用指压使胎头在子宫腔内回复。宫缩抑制剂可与氟烷或其他麻醉剂联合应用使手法成功完成,然后剖宫产结束分娩。O'Leary 报道的 59 例尝试用胎头复位的病例中,只有 6 例(10.2%)未成功。Sandberg 回顾了 12 年的关于 Zavanelli 手法文献,报道有 92%的成功率。而 Sandberg 提到这些婴儿的多数损伤是由于行 Zavanelli 手法之前的操作和延长了缺氧造成的。报道的母亲并发症包括子宫和阴道破裂,但是再一次强调这些损伤不能直接归因于 Zavanelli 法。他总结道"在大部分的胎头复位的病例中,Zavanelli 法表明是简单及成功的,即使没有以前的经验"。尽管这些评论,美国妇产科学会仍强调 Zavanelli 手法与明显增加的胎儿发病率、病死率及母亲病死率相关,Zavanelli 手法只有在严重的肩难产其他常规方法无效的情况下才能使用。这种方法在国外文献报道较多,国内尚未见报道。

### (九)耻骨联合切开术

耻骨联合切开术与膀胱颈损伤、感染等产妇并发症明显相关,因此,只能在尝试挽救胎儿生命时才能使用。要施行耻骨联合切开术,患者应置于过度外展的膀胱截石位体位,放置导尿管。局部麻醉后,医师切开或剪开耻骨联合。Goodwin 等报道了一系列病例,分别在出现肩难产后大约 12、13 和 23 分钟实施紧急耻骨联合切开术,不幸的是 3 例婴儿均因重度缺氧而死亡。因此 Goodwin 提出,由于操作者经验不足及产妇合并症的担忧,紧急耻骨联合切开术对抢救肩难产中的价值仍不明确。此外,学者强调由于从作出决定开始这个操作至少需要 2 分钟,因此在胎头娩出后 5～6 分钟应立即进行该项操作。这项操作在国内应用尚未见报道。

### (十)子宫切开术

严重肩难产时,全身麻醉后行剖宫产术。术者经腹部在子宫切口内以类似于 Woods 旋转手法转动胎肩,另一位医师经阴道牵拉出胎儿。

### 六、肩难产操作中严禁使用的方法

有报道肩难产操作过程中加腹压会进一步压迫胎肩进入骨盆并增加子宫腔内压力,因此增加了永久性神经损伤的风险和骨损伤。Hankins 报道了一个病例,当肩难产时加腹压导致了胎儿下胸段脊髓永久性损伤。美国妇产科学会关于肩难产的实践公告也指出:在子宫底加腹压可加重肩部的嵌塞可能导致子宫破裂。因此,在肩难产时应避免在子宫底加压。

任何脐带绕颈,仅胎头娩出,胎体未娩出前都不应该切断或钳夹脐带。即使伴有脐带绕颈的肩难产,胎体娩出前仍有一些脐带血液循环会继续,一旦剪断脐带,因仅有胎头娩出,胎体挤压在阴道内新生儿无法建立正常有效的呼吸,加重胎儿缺氧和低血压。有学者报道了 5 例肩难产胎儿娩出前剪断脐带的病例,断脐至分娩延迟时间间隔 3 到 7 分钟,结果所有 5 例婴儿均为脑瘫。

### 七、产后处理

肩难产是产科医疗诉讼的 4 个常见的原因之一,资料显示因肩难产导致的医疗诉讼占所有产科诉讼的 10% 以上。如何提高医疗质量,减少母儿并发症,减少医疗诉讼,如何处理因肩难产导致的医疗诉讼是产科医师面临的难题。在所有难产中,对于医疗诉讼比较重要的信息如下:①胎儿娩出后立即进行脐静脉血气测量;②与孕妇及其家属进行告知;③翔实准确地记录分娩过程。

Acker 推荐肩难产干预措施的记录应该包括以下信息。

(1)难产被诊断的时间及方法。

(2)产程(活跃期和第二产程)。

(3)胎头位置及旋转。

(4)会阴切开术的记录。

(5)麻醉方法。

(6)牵拉力量的估计。

(7)所使用的手法的顺序,持续时间和结果。

(8)肩难产的持续时间。

(9)在开始分娩诱导和加强前充分的骨盆测量的记录。

(10)胎儿娩出后新生儿评分。

(11)分娩前及肩难产发生后告知孕妇出现肩难产的信息。

但是,在临床工作中大部分肩难产病例的记录常不完整。这对于应对一个法律性的病案是很难胜诉的。

### 八、肩难产常见的并发症及处理

肩难产发生于胎头娩出后,情况紧急,如处理不当会发生严重的母婴并发症,甚至会导致新生儿重度窒息和新生儿死亡。

母体并发症包括重度会阴撕伤、血肿,产后出血感染、子宫破裂、泌尿道损伤及生殖道瘘等。

婴儿并发症包括新生儿窒息、臂丛神经损伤、锁骨骨折、颅内出血、吸入性肺炎,甚至膈神经麻痹死亡。远期后遗症有神经精神心理发育障碍、语言功能障碍、口吃等。常见并发症如下。

### (一)产后出血、会阴伤口感染

注意仔细检查软产道。对产程较长者及时留置导尿管,及早发现泌尿道损伤,如有泌尿道损伤应及时请相关科室会诊,决定治疗方案。会阴伤口严重撕伤、可能发生伤口感染者,宜采用聚维酮碘或甲硝唑注射液冲洗伤口,会阴皮肤切口宜采用丝线全层缝合,术后注意会阴部的清洁、预防感染。

### (二)子宫破裂

子宫腔内旋转胎肩,牵拉后臂、特别是 Zavanelli 法常易导致子宫破裂。胎肩嵌顿于耻骨联合上导致分娩梗阻,使子宫下段过度拉长、变薄,形成上、下段间的病理收缩环,加上阴道内操作,上推胎肩易导致子宫破裂。子宫破裂表现为急腹痛,常伴有低血容量性休克的症状。检查孕妇时可发现腹部有压痛,尤其是耻骨联合上区,子宫下极形状可不规则,或上、下段之间有病理收缩环。随着病程的进展,全腹都可有压痛、反跳痛、肌紧张、肠鸣音消失等腹膜刺激症状。子宫破裂后,胎先露从骨盆上口处消失,胎儿部分易扪及,胎心音消失。孕妇有贫血及休克的体征,血压进行性下降、脉快,下段子宫破裂累及膀胱时,尿中可有血或胎粪。一旦发现子宫破裂应迅速准确估计患者情况:查血型、配血、输血输液,尽快补充血容量。如患者情况尚可耐受手术,需立即剖腹探查,立即进入腹腔,迅速探查止血,取出胎盘及胎儿。注意探查膀胱有无损伤。阔韧带血肿需清除血肿,结扎子宫动脉,注意输尿管及膀胱的损伤。术后需给广谱抗生素预防或控制感染。

### (三)新生儿窒息

产时预测有肩难产的发生应立即准备新生儿复苏,及时请儿科、麻醉科医师配合,降低窒息的发生。

### (四)分娩性臂丛神经损伤

分娩性臂丛神经损伤又称产瘫,是指在分娩过程中胎儿的一侧或双侧臂丛神经因受到头肩分离牵力作用而发生的牵拉性损伤。肩难产时,过度向一侧牵拉胎头;或臀位分娩胎头尚未娩出时,用力向下牵拉胎肩,均可致臂丛神经损伤。对疑有臂丛神经损伤的患儿应早认识、早诊断并给以适当的处理。对所有新生儿进行详细查体,并请新生儿重症监护科、骨科、康复科医师会诊,协助诊断,制订详细的康复锻炼计划,尽快恢复新生儿神经功能。

　　总之,肩难产是一种发生率很低并难以预料的产科急症,目前尚无准确方法预测肩难产发生。肩难产易引起母儿产生严重并发症,形成终身残疾,甚至发生新生儿、孕产妇死亡等。肩难产目前尚无准确的预测方法,难以有效预防,因此,应提高肩难产处理能力,对各级医师应加强产科技术培训,提高接生技术,特别是对突发难产的紧急处理,平时在模型上练习肩难产操作手法、预防胎儿臂丛神经损伤;同时与相关科室合作建立产科急救小组,并与孕妇及家属保持沟通,取得配合与理解,及时做好各种记录,争取尽量减少肩难产及各种相关并发症的发生。

# 第二章
# 女性生殖器官发育异常

## 第一节　外生殖器发育异常

女性外生殖器发育异常中较常见的有处女膜闭锁和外生殖器男性化。

### 一、处女膜闭锁

处女膜闭锁又称无孔处女膜,是发育过程中阴道末端的泌尿生殖窦组织未腔化所致。由于无孔处女膜使阴道和外界隔绝,故阴道分泌物或月经初潮的经血排出受阻,积聚在阴道内。有时经血可经输卵管倒流至腹腔。若不及时切开,反复多次的月经来潮使积血增多,发展为子宫腔积血,输卵管可因积血粘连而发生伞端闭锁。

**(一)临床表现**

绝大多数患者至青春期发生周期性下腹坠痛,呈进行性加剧。严重者可引起肛门或阴道部胀痛和尿频等症状。检查可见处女膜膨出,表面呈蓝紫色;肛诊可扪及阴道膨隆,凸向直肠;并可扪及盆腔肿块,用手指按压肿块可见处女膜向外膨隆更明显。偶有幼女因大量黏液潴留在阴道内,导致处女膜向外凸出而确诊。盆腔 B 超检查可见子宫和阴道内有积液。

**(二)治疗**

先用粗针穿刺处女膜膨隆部,抽出积血可以送检进行细菌培养及抗生素敏感试验,而后再 X 形切开,排出积血,常规检查子宫颈是否正常,切除多余的处女膜瓣,修剪处女膜,再用可吸收缝线缝合切口边缘,使开口成圆形,必要时术后给予抗感染药物。

## 二、外生殖器男性化

外生殖器男性化系外生殖器分化发育过程中受到大量雄激素影响所致。常见于真两性畸形、先天性肾上腺皮质增生或母体在妊娠早期接受具有雄激素作用的药物治疗。①真两性畸形：染色体核型多为 46,XX;46,XX/46,XY 嵌合体；46XY 少见。患者体内同时存在睾丸和卵巢两种性腺组织，较多见的是性腺内含有卵巢与睾丸组织，又称卵睾；也可能是一侧为卵巢，另一侧为睾丸。真两性畸形患者外生殖器的形态很不一致，多数为阴蒂肥大或阴茎偏小。②先天性肾上腺皮质增生：为常染色体隐性遗传性疾病。系胎儿肾上腺皮质合成皮质酮或皮质醇的酶(如 21-羟化酶、11β-羟化酶和 3β-羟类固醇脱氢酶)缺乏，不能将 17α-羟孕酮羟化为皮质醇或不能将孕酮转化为皮质酮，因此，其前质积聚，并向雄激素转化，产生大量雄激素。③副中肾管无效抑制引起的异常：表现为外生殖器模糊，如雄激素不敏感综合征(即睾丸女性化综合征)，患者虽然存在男性性腺，但因其雄激素敏感细胞质受体蛋白基因缺失，雄激素未能发挥正常的功能，副中肾管抑制因子水平低下，生殖器向副中肾管方向分化，形成女性外阴及部分阴道，使基因型为男性的患者出现女性表型。④外在因素：影响生殖器官的药物主要为激素类药物。妊娠早期服用雄激素类药物，可发生女性胎儿阴道下段发育不全、阴蒂肥大及阴唇融合等发育异常；妊娠晚期服用雄激素可致阴蒂肥大。

### (一)临床表现

阴蒂肥大，有时显著增大似男性阴茎。严重者伴有阴唇融合，两侧大阴唇肥厚有皱，并有不同程度的融合，类似阴囊。

### (二)诊断

**1.病史和体征**

询问患者母亲在妊娠早期是否曾接受具有雄激素作用的药物治疗，家族中有无类似畸形患者。检查时应了解阴蒂大小、尿道口与阴道口的位置、有无阴道和子宫，同时检查腹股沟与大阴唇，了解有无异位睾丸。

**2.实验室检查**

疑真两性畸形或先天性肾上腺皮质增生时，应检查染色体核型。前者染色体核型多样；后者则为 46,XX。应行血内分泌测定，血睾酮呈高值；有条件者可查血清 17α-羟孕酮值，数值呈增高表现。

**3.影像学检查**

超声检查了解盆腔内性腺情况,必要时可做磁共振成像以帮助诊断。

**4.性腺活检**

可通过腹腔镜检查进行性腺活检,确诊是否为真两性畸形。

**(三)治疗**

应尊重患者的性别取向决定手术方式。多数取向女性,可行肥大阴蒂部分切除,使保留的阴蒂接近正常女性阴蒂大小,同时手术矫正外阴部其他畸形。

**1.真两性畸形**

腹腔内或腹股沟处的睾丸易发生恶变,应将腹腔内或腹股沟处的睾丸或卵睾切除,保留与外生殖器相适应的性腺,并按照患者意愿、患者疾病特点及家人愿望等因素确定性别取向。

**2.先天性肾上腺皮质增生**

先给予肾上腺皮质激素治疗,减少血清睾酮含量至接近正常水平,再做阴蒂部分切除整形术和其他畸形的相应矫正手术。

# 第二节 阴道发育异常

阴道由副中肾管(又称米勒管)和泌尿生殖窦发育而来。在胚胎第6周,在中肾管(又称午非管)外侧,体腔上皮向外壁中胚叶凹陷成沟,形成副中肾管。双侧副中肾管融合形成子宫和部分阴道。胚胎6～7周,原始泄殖腔被尿直肠隔分隔为泌尿生殖窦。在胚胎第9周,双侧副中肾管下段融合,其间的纵形间隔消失,形成子宫阴道管。泌尿生殖窦上端细胞增生,形成实质性的窦阴道球,并进一步增殖形成阴道板。自胚胎11周起,阴道板开始腔化,形成阴道。目前大多数研究认为,阴道是副中肾管在雌激素的影响下发育而成的,从胚胎第5周体腔上皮卷折到胚胎第8周与泌尿生殖窦融合,其间任何时间副中肾管发育停止,泌尿生殖窦发育成阴道的过程都会停止。因此副中肾管的形成和融合过程异常以及其他致畸因素均可引起阴道的发育异常。

阴道发育异常可分为3类:先天性无阴道、副中肾管尾端融合异常和阴道腔化障碍。临床上可见以下几种异常。

**一、先天性无阴道**

先天性无阴道系双侧副中肾管发育不全或双侧副中肾管尾端发育不良所致。目前所知,先天性无阴道既非单基因异常的结果,也非致癌物质所致。发生率为 1/5 000～1/4 000,先天性无阴道几乎均合并无子宫或仅有始基子宫,卵巢功能多为正常。

**(一)临床表现**

原发性闭经及性生活困难。极少数具有内膜组织的始基子宫患者因经血无正常流出通道,可表现为周期性腹痛。检查可见患者体格、第二性征以及外阴发育正常,但无阴道口,或仅在前庭后部见一浅凹。偶见短浅阴道盲端。常伴子宫发育不良(无子宫或始基子宫)。45%～50%的患者伴有泌尿道异常,10%伴有脊椎异常。此病须与处女膜闭锁和雄激素不敏感综合征相鉴别。肛诊时,处女膜闭锁可扪及阴道内肿块向直肠膨隆,子宫正常或增大,B超检查有助于鉴别诊断。雄激素不敏感综合征为 X 连锁隐性遗传病,染色体核型为 46,XY;血清睾酮为男性水平。而先天性无阴道为 46,XX;血清睾酮为女性水平。

**(二)治疗**

1.模具顶压法

用木质或塑料阴道模具压迫阴道凹陷,使其扩张并延伸到接近正常阴道的长度。适用于无子宫且阴道凹陷组织松弛者。

2.阴道成形术

方法多种,各有利弊。常见术式有:羊膜阴道成形术、盆腔腹膜阴道成形术、乙状结肠代阴道术、皮瓣阴道成形术和外阴阴道成形术等多种方法。若有正常子宫,应设法使阴道与子宫颈连通。

**二、阴道闭锁**

**(一)定义**

阴道闭锁为泌尿生殖窦未参与形成阴道下段所致。根据闭锁的解剖学特点将其分为两种类型。①Ⅰ型阴道闭锁:闭锁位于阴道下段,长度为 2～3 cm,其上多为正常阴道,子宫体及子宫颈均正常;②Ⅱ型阴道闭锁:即阴道完全闭锁,多合并有子宫颈发育不良,子宫体正常或畸形,内膜可有正常分泌功能。

**(二)临床表现**

症状与处女膜闭锁相似,绝大多数表现为青春期后出现逐渐加剧的周期性下腹痛,但无月经来潮。严重者伴有便秘、肛门坠胀、尿频或尿潴留等症状。检查时无阴道开口,但闭锁处黏膜表面色泽正常,也不向外膨隆,肛查可扪及向直肠凸出的阴道积血包块,其位置较处女膜闭锁高。

**(三)治疗**

治疗应尽早手术。

**1.Ⅰ型阴道闭锁**

术时应先用粗针穿刺阴道黏膜,抽到积血并以此为指示点,切开闭锁段阴道,排出积血,常规检查子宫颈是否正常,切除多余闭锁的纤维结缔组织,充分扩张闭锁段阴道,利用已游离的阴道黏膜覆盖创面。术后放置模型,定期扩张阴道以防粘连、瘢痕挛缩。

**2.Ⅱ型阴道闭锁**

可先行腹腔镜探查术,了解子宫发育情况、盆腔内有无子宫内膜异位及粘连。对子宫畸形、子宫发育不良或继发重度子宫内膜异位症者,可切除子宫。如保留子宫则需行阴道成形术、子宫颈再造术及阴道子宫接通术,且手术效果欠佳。

**三、阴道纵隔**

**(一)定义**

阴道纵隔为双侧副中肾管会合后,其尾端纵隔未消失或部分消失所致。纵隔多位于正中,也可偏于一侧或同时伴有一侧的阴道下段闭锁。可分为完全纵隔与不完全纵隔两种。完全纵隔也称双阴道,常合并双子宫颈、双子宫。

**(二)临床表现**

(1)阴道完全纵隔者无症状,不影响性生活,也可经阴道分娩。不完全纵隔者可有性交困难或不适,或分娩时胎先露下降受阻,导致产程进展缓慢。

(2)妇科检查即可确诊:阴道检查可见阴道被一纵形黏膜壁分为两条纵行通道,黏膜壁上端近子宫颈,完全纵隔下端达阴道口,不完全纵隔未达阴道口。

**(三)治疗**

如无症状、不影响性生活和分娩者,可不予治疗,否则应行纵隔切除术,缝合创面,以防粘连。如分娩时发现且阻碍先露下降时,可将纵隔中央切断,胎儿娩出后再将多余的黏膜瓣切除,缝合黏膜边缘。

## 四、阴道斜隔

### (一)定义

阴道斜隔或阴道斜隔综合征:阴道纵隔末端偏离中线向一侧倾斜与阴道壁融合,形成双阴道,一侧与外界相通,另一侧为阴道盲端或有孔,常合并双子宫、双子宫颈,伴有同侧泌尿系统发育异常。

病因尚不明确。可能是副中肾管向下延伸未到泌尿生殖窦形成一盲端所致。

### (二)病理分型

1.Ⅰ型为无孔斜隔

隔后的子宫与外界及另侧子宫完全隔离,子宫腔积血聚积在隔后腔。

2.Ⅱ型为有孔斜隔

隔上有一数毫米的小孔,隔后子宫与另侧子宫隔绝,经血通过小孔滴出,引流不畅。

3.Ⅲ型为无孔斜隔合并子宫颈瘘管

在两侧子宫颈间或隔后腔与对侧子宫颈之间有小瘘管,有隔一侧子宫经血可通过另一侧子宫颈排出,引流也不通畅。

### (三)临床表现

发病年龄较轻,月经周期正常,三型均有痛经。

1.Ⅰ型

痛经较重,平时一侧下腹痛。阴道内可触及侧方包块,张力大;子宫腔积血时可触及增大子宫;如经血逆流,附件区可触及包块。

2.Ⅱ型及Ⅲ型

经期延长,月经间期阴道少量褐色分泌物或陈旧血淋漓不净,脓性分泌物有臭味。检查阴道侧壁或侧穹隆可触及囊性肿物,张力较小,压迫时有陈旧血流出。

### (四)诊断

月经周期正常,有痛经及一侧下腹痛;经期延长,经间期淋漓出血,分泌物增多有异味。妇科检查一侧穹隆或阴道壁有囊肿,增大子宫及附件肿物。局部消毒后在囊肿下部穿刺,抽出陈旧血,即可诊断。B超检查可见一侧子宫腔积血,阴道旁囊肿,同侧肾缺如。子宫碘油造影检查可显示Ⅲ型者子宫颈间的瘘管。有孔斜隔注入碘油,可了解隔后腔情况。必要时应做泌尿系统造影检查。

**（五）治疗**

斜隔切开引流，由囊壁小孔或穿刺定位，上下剪开斜隔，暴露子宫颈。沿斜隔附着处，做菱形切除，边缘电凝止血或油纱卷压迫 24～48 小时，一般不放置阴道模型。

## 五、阴道横隔

**（一）定义**

两侧副中肾管会合后与泌尿生殖窦相接处未贯通，或阴道板腔道化时在不同部位未完全腔化贯通致阴道横隔形成。横隔可位于阴道的任何水平，以中上段交界处为多见。隔上有小孔称不全性横隔，无孔称完全性横隔。

**（二）临床表现**

**1.不全性横隔**

临床症状因横隔位置高低、孔径大小而有不同表现。如孔大、位置高，经血通畅、不影响性生活者，可无不适症状。个别在分娩时影响胎先露下降才得以发现。如横隔上孔小，则经血不畅、淋漓不净，易感染，有异味白带。检查见阴道短，横隔上有孔，看不到子宫颈。

**2.完全性横隔**

原发性闭经伴周期性腹痛，症状同Ⅰ型阴道闭锁。肛查：阴道上方囊性包块，子宫可增大。

**（三）诊断**

根据症状及妇科检查不难诊断。当横隔位于阴道顶端，接近子宫颈时，应了解有无子宫颈先天性闭锁。B超或磁共振成像检查有助于诊断。

**（四）治疗**

因横隔可影响分娩，完全性横隔可阻碍经血排出，故发现横隔应及时切开，环形切除多余部分，间断缝合创面切缘。术后需放置模型，以防粘连。如分娩时发现横隔，横隔薄者可切开横隔，经阴道分娩。如横隔较厚，应行剖宫产术，并将横隔上的小孔扩大，以利恶露排出。

# 第三节　子宫颈及子宫发育异常

子宫颈形成在胚胎 14 周左右，由于副中肾管尾端发育不全或发育停滞所致子宫颈发育异常,主要包括子宫颈缺如、子宫颈闭锁、先天性子宫颈管狭窄、子宫颈角度异常、先天性子宫颈延长症伴子宫颈管狭窄、双子宫颈等子宫颈发育异常。

### 一、先天性子宫颈闭锁

临床上罕见。若患者子宫内膜有功能时,青春期后可因子宫腔积血而出现周期性腹痛,经血还可经输卵管逆流入腹腔,引起盆腔子宫内膜异位症。治疗可手术穿通子宫颈,建立人工子宫阴道通道或行子宫切除术。

### 二、子宫发育异常

子宫发育异常是女性生殖器官发育异常中最常见的一种,是因副中肾管在胚胎时期发育、融合、吸收的某一过程停滞所致。

#### (一)子宫未发育或发育不良

1.先天性无子宫

因双侧副中肾管形成子宫段未融合,退化所致,常合并无阴道,卵巢发育正常。

2.始基子宫

双侧副中肾管融合后不久即停止发育,子宫极小,仅长 1～3 cm。多数无子宫腔或为一实体肌性子宫。偶见始基子宫有子宫腔和内膜。卵巢发育可正常。

3.幼稚子宫

双侧副中肾管融合后不久即停止发育,子宫极小,卵巢发育正常。

(1)临床表现:先天性无子宫或实体性的始基子宫无症状。常因青春期后无月经就诊,经检查才发现。具有子宫腔和内膜的始基子宫、若子宫腔闭锁或无阴道者,可因月经血潴留或经血倒流出现周期性腹痛。幼稚子宫月经稀少或初潮延迟,常伴痛经。检查可见子宫体小,子宫颈相对较长,子宫体与子宫颈之比为1：1或2：3。子宫可呈极度前屈或后屈。

(2)治疗:先天性无子宫、实体性始基子宫可不予处理。始基子宫或幼稚子宫有周期性腹痛提示存在子宫腔积血者,需手术切除。

#### (二)单角子宫与残角子宫

1.单角子宫

仅一侧副中肾管正常发育形成单角子宫,同侧卵巢功能正常。另侧副中肾管完全未发育或未形成管道,未发育侧卵巢、输卵管和肾脏也往往同时缺如。

2.残角子宫

一侧副中肾管发育,另一侧副中肾管中下段发育缺陷,形成残角子宫。有正常输卵管和卵巢,但常伴有同侧泌尿器官发育畸形。约 65% 单角子宫合并残角子宫。根据残角子宫与单角子宫解剖上的关系,分为 3 种类型:①Ⅰ型残角子宫有子宫腔,并与单角子宫腔相通;②Ⅱ型残角子宫有子宫腔,但与单角子宫腔不相通;③Ⅲ型为实体残角子宫,仅以纤维带相连单角子宫。

(1)临床表现:单角子宫无症状。残角子宫若内膜有功能,但其子宫腔与单角子宫腔不相通者,往往因月经血倒流或子宫腔积血出现痛经,也可发生子宫内膜异位症。检查可见单角子宫偏小、梭形、偏离中线。伴有残角子宫者可在子宫一侧扪及较子宫小的硬块,易误诊为卵巢肿瘤。若残角子宫腔积血时可扪及肿块,有触痛,残角子宫甚至较单角子宫增大。子宫输卵管碘油造影、B超、磁共振成像检查有助于正确诊断。

(2)治疗:单角子宫可不予处理。孕期加强监护,及时发现并发症予以处理。非孕期Ⅱ型残角子宫确诊后应切除。早、中期妊娠诊断明确,及时切除妊娠的残角子宫,避免子宫破裂。晚期妊娠行剖宫产后,需警惕胎盘粘连或胎盘植入,造成产后大出血。切除残角子宫时将同侧输卵管间质部、卵巢固有韧带及圆韧带固定于发育对侧宫角部位。

**(三)双子宫**

双子宫为两侧副中肾管未融合,各自发育形成两个子宫和两个子宫颈。两个子宫颈可分开或相连;子宫颈之间也可有交通管,也可为一侧子宫颈发育不良、缺如,常有一小通道与对侧阴道相通。双子宫可伴有阴道纵隔或斜隔。

1.临床表现

患者多无自觉症状。伴有阴道纵隔可有性生活不适。伴阴道无孔斜隔时可出现痛经;伴有孔斜隔者于月经来潮后有阴道少量流血,呈陈旧性且淋漓不尽,或少量褐色分泌物。检查可扪及子宫呈分叉状。子宫腔探查或子宫输卵管碘油造影可见两个子宫腔。伴阴道纵隔或斜隔时,检查可见相应的异常。

2.治疗

一般不予处理。当有反复流产,应除外染色体、黄体功能及免疫等因素。伴阴道斜隔应做隔切除术。

**(四)双角子宫**

双角子宫是双侧中肾管融合不良所致,分两类:①完全双角子宫(从子宫颈内口处分开);②不全双角子宫(子宫颈内口以上处分开)。

1.临床表现

一般无症状。有时双角子宫月经量较多并伴有程度不等的痛经。检查可扪

53

及宫底部有凹陷。B超、磁共振成像和子宫输卵管碘油造影检查有助于诊断。

**2.治疗**

双角子宫一般不予处理。若双角子宫出现反复流产时,应行子宫整形术。

### (五)纵隔子宫

纵隔子宫为双侧副中肾管融合后,纵隔吸收受阻所致,分两类:①完全纵隔子宫(纵隔由子宫底至子宫颈内口之下);②不全纵隔子宫(纵隔终止于子宫颈内口之上)。

**1.临床表现**

一般无症状。纵隔子宫可致不孕。纵隔子宫流产率为 26%～94%,妊娠结局最差。检查可见完全纵隔者子宫颈外口有一隔膜。B超、磁共振成像和子宫输卵管碘油造影检查可以辅助诊断,宫腔镜和腹腔镜联合检查可以明确诊断。

**2.治疗**

纵隔子宫影响生育时,宫底楔形切除纵隔是传统治疗方法。20 世纪 80 年代后采用在腹腔镜监视下,通过宫腔镜切除纵隔是主要治疗纵隔子宫的手术方法。手术简单、安全、微创,妊娠结局良好。

### (六)弓形子宫

弓形子宫为宫底部发育不良,中间凹陷,宫壁略向子宫腔突出。

**1.临床表现**

一般无症状。检查可扪及宫底部有凹陷;凹陷浅者可能为弓形子宫。B超、磁共振成像和子宫输卵管碘油造影有助于诊断。

**2.治疗**

弓形子宫一般不予处理。若出现反复流产时,应行子宫整形术。

### (七)己烯雌酚所致的子宫发育异常

妊娠 2 个月内服用己烯雌酚可导致副中肾管的发育缺陷,女性胎儿可发生子宫发育不良,如狭小 T 形子宫腔、子宫狭窄带、子宫下段增宽以及宫壁不规则。其中,以 T 形子宫腔常见(42%～62%)。T 形子宫腔也可见于母亲未服用者己烯雌酚,称乙烯雌酚样子宫。

**1.临床表现**

一般无症状,常在子宫输卵管碘油造影检查时发现。由于乙烯雌酚可致子宫颈功能不全,故早产率增加。妇科检查无异常。诊断依靠子宫输卵管碘油造影。

**2.治疗**

一般不予处理。子宫颈功能不全者可在妊娠 14～16 周行子宫颈环扎术。

# 第四节　卵巢发育异常

### 一、卵巢发育不全

原发性卵巢发育不全多发生于性染色体畸变女性,以 45,XO 为最常见,也可见于 XO 核型的镶嵌体或单纯的多 X 核型。女性正常发育必须有两条正常结构的 X 性染色体,缺失一条或多一条 X 性染色体即影响卵巢的正常发育,均为双侧性。卵巢细长形、淡白色、质硬、呈条索状。其表现可因女性由于卵巢发育不全,性激素缺乏,使性器官及第二性征均不发育,往往伴有其他畸形。可有单侧卵巢发育不全,常伴有同侧输卵管,甚至肾脏缺如。

治疗原则:主要治疗闭经,其次为增加身高。对骨骺未闭合者,均先给予蛋白同化类激素,以促进体内蛋白质合成代谢和钙质蓄积,约半年后再用雌、孕激素序贯疗法做人工周期诱导使月经来潮,同时辅以调整月经的中成药,注意增加营养。

此类患者绝大多数都没有生育能力,国内已有采用胚胎移植成功的报道。

### 二、卵巢异位

卵巢异位是由于卵巢在发育过程中受阻,仍停留在胚胎期位置未下降至盆腔,位置即高于正常卵巢部位。如位于肾脏下极附近,或位于后腹膜组织间隙内,常伴有卵巢发育不良。如下降过度,可位于腹股沟疝囊内。

所有异位卵巢都有发生肿瘤的倾向,应予以切除。

### 三、额外卵巢

额外卵巢罕见,除正常位置的卵巢外,尚可在他处发现额外的卵巢组织,其部位可在腹膜后、乙状结肠系膜及盆腔等处。这些额外卵巢是由于胚胎发生的重复而形成的,大小不一,小者仅数毫米,大者可达正常大小。因其他原因行剖腹手术时,若偶然发现,应予以切除。

### 四、副卵巢

副卵巢即在正常卵巢附近出现多余的卵巢组织,一般＜1 cm,偶有 2～3 个副卵巢出现,常呈结节状,易误认为淋巴结,需病理检查才能确诊。

### 五、单侧卵巢缺失和双侧卵巢缺失

单侧卵巢缺失和双侧卵巢缺失均少见,前者可见于单角子宫,后者可见于45,XO 特纳综合征患者。

(1)治疗:异位卵巢和多余卵巢,一经发现应予切除。双侧卵巢缺如,可行性激素替代疗法。

(2)疗效标准与预后:异位卵巢和多余卵巢有发生肿瘤的倾向。双侧卵巢缺如施行性激素替代疗法,有助于内外生殖器及第二性征发育,对精神有安慰作用,但对性腺发育无作用,不可恢复生育功能。

# 第三章
# 女性生殖系统炎症

## 第一节 外 阴 炎

外阴与阴道、尿道、肛门相毗邻,经常受到阴道分泌物、经血、尿液和粪便的刺激,若不注意局部清洁,常诱发外阴皮肤与黏膜的炎症。

### 一、非特异性外阴炎

凡由一般化脓性细菌引起的外阴炎称为非特异性外阴炎,大多为混合性细菌感染,常见病原菌有金黄色葡萄球菌、乙型溶血性链球菌、大肠埃希菌、变形杆菌、厌氧菌等。临床上可分为单纯性外阴炎、毛囊炎、外阴脓疱病、外阴疖病、蜂窝织炎及汗腺炎等。

#### (一)单纯性外阴炎

1.病因

当子宫颈或阴道发炎时,阴道分泌物流出刺激外阴可引起外阴炎;穿着透气性差的化纤内裤,外阴皮肤经常湿润或尿瘘、粪瘘患者外阴长期被尿液、大便浸渍均可继发感染而导致外阴炎。

2.临床表现

炎症多发生于小阴唇内、外侧或大阴唇甚至整个外阴部,急性期表现为外阴发红、肿胀、灼热、疼痛,也可发生外阴糜烂、表皮溃疡或成片湿疹样变。有时并发腹股沟淋巴结肿大、压痛。慢性患者由于长期刺激可出现皮肤增厚、粗糙、皲裂,有时呈苔藓化或色素减退。

3.治疗

(1)去除病因:积极治疗子宫颈炎、阴道炎;改穿棉质内裤;有尿瘘或粪瘘者行修补术;糖尿病尿液刺激引起的外阴炎则应治疗糖尿病。

(2)局部用药:1∶5 000高锰酸钾温热水坐浴,每天2次,清洁外阴后涂1%硫酸新霉素软膏或金霉素软膏。

(3)物理疗法:红外线、微波或超短波局部治疗,均有一定的疗效。

### (二)外阴毛囊炎

1.病因

为细菌侵犯毛囊及其所属皮脂腺引起的急性化脓性感染。病原体多为金黄色葡萄球菌,其次为白色葡萄球菌。当全身抵抗力下降,外阴局部不洁或肥胖使表皮摩擦受损均可诱发此病。屡发者应检查有无糖尿病。

2.临床表现

最初出现一个红、肿、痛的小结节,逐渐增大,呈锥状隆起,数天后结节中央组织坏死变软,出现黄色小脓栓,再过数天脓栓脱落,排出脓液,炎症逐渐消退,但常反复发作。

3.治疗

(1)保持外阴清洁,勤换内裤,勤洗外阴,避免进食辛辣食物或饮酒。

(2)出疹较广泛时,可口服头孢类或大环内酯类抗生素。已有脓疱者,可用消毒针刺破,并局部涂上1%新霉素软膏或2%莫匹罗星软膏。

### (三)外阴疖病

1.病因

由金黄色葡萄球菌或白色葡萄球菌引起。屡发者应检查有无糖尿病。

2.临床表现

开始时毛囊口周围皮肤轻度充血肿痛,逐渐形成高于周围皮肤的紫红色硬结,皮肤表面紧张,有压痛,硬结边缘不清楚,常伴腹股沟淋巴结肿大,以后疖肿中央变软,表面皮肤变薄,并有波动感,继而中央顶端出现黄白色点,不久溃破,脓液排出后,疼痛减轻,红肿消失,逐渐愈合。

3.治疗

保持外阴清洁,早期用1∶5 000高锰酸钾温热水坐浴后涂敷抗生素软膏,以促使炎症消散或局限化,也可用红外线照射以促使疖肿软化。有明显炎症或发热者应口服抗生素,有人主张用青霉素20万~40万U溶于0.5%普鲁卡因10~20 mL做封闭治疗,封闭时应在疖肿边缘外2~3 cm处注射。当疖肿变软,有波动感时,应切开引流。切口要适当大,以便脓液及坏死组织能顺利排出。但切忌挤压,以免炎症扩散。

### (四)外阴急性蜂窝织炎

#### 1.病因

为外阴皮下、筋膜下、肌间隙或深部蜂窝组织的一种急性弥漫性炎症。致病菌以溶血性链球菌为主,其次为金黄色葡萄球菌及厌氧菌。炎症由皮肤或软组织损伤引起。

#### 2.临床表现

特点是病变不易局限化,迅速扩散,与正常组织无明显界限。表浅的急性蜂窝织炎局部明显红肿、剧痛,并向四周扩大,病变中央常因缺血而坏死。深部的蜂窝织炎,局部红肿不明显,只有局部水肿和深部压痛,疼痛较轻,但病情较严重,有高热、寒战、头痛、全身乏力、白细胞计数升高,压迫局部偶有捻发音。蜂窝组织和筋膜有坏死,以后可有进行性皮肤坏死,脓液恶臭。

#### 3.治疗

早期采用头孢菌素类或青霉素类抗生素口服或静脉滴注。局部可采用热敷或中药外敷,若不能控制,应多处切开引流(切忌过早引流),去除坏死组织,伤口用3%过氧化氢溶液冲洗和湿敷。

### (五)外阴汗腺炎

#### 1.病因

青春期外阴部汗腺分泌旺盛,分泌物黏稠,加上继发性葡萄球菌或链球菌感染,致使腺管堵塞导致外阴汗腺炎。

#### 2.临床表现

外阴部有多个瘙痒的皮下小结节,若不及时治疗则会形成脓疱,最后穿破。

#### 3.治疗

保持外阴清洁,宣传教育了解外阴清洁的重要性,避免穿尼龙内裤。早期治疗可用1∶5 000高锰酸钾液温热坐浴,每天2～3次。外阴清洁后保持干爽。严重时口服或肌内注射抗生素,形成脓疱时切开排脓。

## 二、婴幼儿外阴炎

### (一)病因

由于婴幼儿卵巢功能尚未成熟,外阴发育较差,自我防御机制不健全,因而外阴易受到各种病原体感染导致婴幼儿外阴炎。常见病原体为大肠埃希菌、葡萄球菌、链球菌、淋病奈瑟菌、假丝酵母菌、滴虫或蛲虫等。传播方式为母亲或保育员的手、衣物、毛巾、浴盆等间接传播；也可由于自身大便污染或外阴不洁等。

**(二)临床表现**

局部皮肤红肿、疼痛或瘙痒致使婴幼儿烦躁不安及哭闹。检查发现外阴、阴蒂部红肿，尿道口或阴道口充血、水肿或破溃，严重时可致小阴唇粘连，因阴唇粘连覆盖尿道口，尿液由粘连部上方或下方裂隙排出，婴幼儿排尿时因尿液刺激致使疼痛加重而哭闹。

**(三)治疗**

(1)注意卫生，不穿开裆裤，减少外阴受污染机会。婴幼儿大小便后尤其大便后应清洗外阴，避免用刺激性强的肥皂。清洁外阴后撒布婴儿浴粉或氧化锌粉，以保持外阴干燥。

(2)急性炎症时，用1:5 000高锰酸钾液坐浴，每天2～3次。坐浴后擦干外阴，可选用下列药物涂敷：①40％紫草油纱布；②炉甘石洗剂；③15％氧化锌粉；④瘙痒明显者可用10％氢化可的松软膏。

(3)阴唇粘连时，粘连处可用两手大拇指将两侧阴唇向外、向下轻轻按压使粘连分离。分离后创面用40％紫草油涂敷，以免再度粘连，也可涂擦0.1％雌激素软膏。

(4)口服或静脉滴注抗生素治疗。

**三、老年性外阴炎**

**(一)病因**

绝经后，雌激素水平明显降低，外阴脂肪减少，大小阴唇变平，皮肤变薄，弹性消失，阴毛稀疏，腺体减少，容易出现老年性外阴炎。

**(二)临床表现**

外阴因干枯发痒而搔抓，抓破后易导致感染，轻度摩擦均会引起外阴皮肤损伤。若外阴萎缩范围达肛门周围，导致肛门括约肌张力降低而发生轻度大便失禁，也可因粪便污染而致炎症。

**(三)治疗**

保持外阴清洁。外阴瘙痒时可用氢化可的松软膏外涂以缓解瘙痒，而且软膏的润滑作用可使皮肤不会因干燥而发生磨损。症状严重者，如无禁忌证可给予雌激素治疗，口服倍美力0.625 mg，每晚1次，也可用倍美力阴道软膏局部涂搽。

#### 四、慢性肥厚性外阴炎

##### (一)病因

慢性肥厚性外阴炎又称外阴象皮肿。病原体为丝虫。其微丝蚴寄生于外阴淋巴系统中,引起淋巴管炎性阻塞,导致皮肤增厚。

##### (二)临床表现

外阴部皮肤(阴蒂、大小阴唇)呈局限性或弥漫性增厚,表面粗糙,有时凹凸不平呈结节状、乳头状或疣状。因外阴皮肤肥厚肿大,导致患者坐立不安、大小便困难、性生活受影响。病变局部瘙痒,抓破后容易引起继发性感染,出现溃疡、渗液、疼痛等。患者可有丝虫感染史或乳糜尿。

##### (三)治疗

乙胺嗪,4~6 mg/kg,每天 3 次,7 天为 1 个疗程,也有人主张用短程疗法,即每天 1.5 g 分 2 次口服,连服 2 天。局部病灶要注意干燥清洁,预防继发性感染,病灶增大及肥厚严重者,可考虑手术切除。

#### 五、前庭大腺炎

##### (一)病因

前庭大腺为一对管泡状结构的腺体,位于两侧大阴唇下 1/3 深部,腺管开口于处女膜与小阴唇之间。因解剖部位的特点,在性交、流产、分娩等情况污染外阴时,病原体易侵入引起前庭大腺炎。炎症一般发生于生育年龄妇女。病原体多为金黄色葡萄球菌、大肠埃希菌、厌氧菌(类杆菌)或淋病奈瑟菌等混合感染。

##### (二)临床表现

前庭大腺炎可分为 3 种类型:前庭大腺导管炎、前庭大腺脓肿和前庭大腺囊肿。

1.前庭大腺导管炎

初期感染阶段多为导管炎,局部红肿、疼痛及性交痛,检查可见患侧前庭大腺开口处呈白色小点,有明显压痛。

2.前庭大腺脓肿

导管开口处闭塞,脓性分泌物不能排出,积聚于导管及腺体中,并逐渐扩大形成前庭大腺脓肿。脓肿直径为 3~6 cm,多为单侧,局部有红肿热痛,皮肤变薄,触痛明显,有波动感,脓肿继续增大,壁薄,可自行破溃,症状随之减轻,若破口小,脓液引流不畅,症状可反复发作。全身症状可有发热,白细胞计数增高,患侧腹股沟淋巴结肿大。

**3.前庭大腺囊肿**

前庭大腺导管因非特异性炎症阻塞,使腺体内分泌物积聚,形成囊性扩张所致,但腺体无炎症。小者长期存在而无自觉症状,大者囊肿阻塞阴道口,导致患者行动不便,有肿胀感。检查可见大阴唇下方有囊性块物,椭圆形,肿物大小不等,囊肿内含清澈透明液体,感染时可呈脓性。

**(三)治疗**

**1.前庭大腺导管炎**

多卧床休息;口服青霉素类、头孢菌素类、喹诺酮类抗生素;局部可用 1∶5 000 高锰酸钾液坐浴。

**2.前庭大腺脓肿**

待脓肿成熟有波动感时行切开引流术。消毒外阴后,在脓肿表面皮肤最薄处(大阴唇内侧)做一半弧形切口,切口不宜过小,便于脓液充分引流排出,术后应置纱条于脓腔内引流,防止切口过早闭合。切开引流术后症状可迅速消除,但愈合后有可能反复发作,故可在炎症消除后,行前庭大腺摘除术。

**3.前庭大腺囊肿**

有感染时,按前庭大腺脓肿处理。无继发感染,则可行囊肿造口术。于大阴唇内侧皮肤与黏膜交界处行半弧形切口,剪去菱形状黏膜及囊壁一小块,然后将黏膜与囊壁间断缝合。由于前庭大腺开口未闭塞,故腺体仍有正常分泌功能。也可采用 $CO_2$ 激光造口术,术后复发率较低。

**六、外阴前庭炎**

外阴前庭炎为一慢性持续性临床综合征,其特点为外阴前庭部发红,性交时阴道口有剧痛不适,或触摸、压迫前庭时局部疼痛。

**(一)病因**

病因目前尚不清楚,可能与感染尤其是人乳头瘤病毒感染、尿中尿酸盐刺激及心理因素有关。

**(二)临床表现**

好发于性生活活跃的妇女。主要症状为性交时阴道口剧痛或长期阴道口处烧灼感,可伴有尿痛、尿频,严重者导致性交畏惧感。检查见前庭部充血、肿胀,压痛明显。

**(三)治疗**

由于病因不明,治疗效果不理想。对症状较轻者,可采用药物治疗;对病变严重或药物治疗无效者,可采用手术治疗。

(1)药物治疗:1:5 000高锰酸钾温水坐浴,性交前液状石蜡润滑前庭部,1%氢化可的松或0.025%氟轻松软膏局部外涂,也可同时应用2%~5%利多卡因溶液外涂。近年来报道前庭局部黏膜下注射干扰素 α 有一定疗效,有效率为50%。

(2)手术治疗:切除前庭部疼痛处黏膜层,然后潜行游离部分阴道黏膜予以覆盖。前庭大腺开口处被切除后仍能自行重建。

**七、外阴接触性皮炎**

**(一)病因**

外阴皮肤直接接触某些刺激性物质或变应原而发生的炎症,如接触消毒剂、卫生巾、肥皂、阴茎套、紧身内裤等。

**(二)临床表现**

外阴接触刺激物或变应原后,局部有灼热感、疼痛、瘙痒,检查见皮肤潮红、皮疹、水肿、水疱甚至坏死、溃疡。

**(三)治疗**

去除病因,避免用刺激性物质。可口服赛庚啶、阿司咪唑或肾上腺皮质激素,局部用3%硼酸溶液冲洗后,涂抹炉甘石洗剂。若有继发感染时,可给予1%新霉素软膏涂抹。

# 第二节 阴 道 炎

女性阴道及其特定的菌群共同形成了一个巧妙的平衡生态体系,当此平衡被破坏时,即可导致阴道炎。改变阴道生态平衡的药物和其他因素有抗生素、激素、避孕药、阴道冲洗、阴道用药、性交、性传播疾病、紧张和多性伴侣等。

阴道内主要需氧菌有革兰阳性乳酸杆菌、类白喉杆菌、革兰阳性表皮葡萄球菌、链球菌、肠球菌和革兰阴性大肠埃希菌及阴道杆菌。主要厌氧菌有革兰阳性消化球菌属及消化链球菌属、革兰阴性类杆菌属、梭状芽孢杆菌。除细菌外尚有衣原体、支原体、病毒、原虫、真菌等。

阴道炎主要病因：①外阴阴道假丝酵母菌病；②滴虫性阴道炎；③细菌性阴道病；④老年性阴道炎；⑤阿米巴性阴道炎；⑥婴幼儿阴道炎；⑦过敏性阴道炎。

## 一、外阴阴道假丝酵母菌病

外阴阴道假丝酵母菌病是由假丝酵母菌引起的一种常见外阴阴道炎，约75％妇女一生中至少患过1次外阴阴道假丝酵母菌病。

### (一)病因

假丝酵母菌呈卵圆形，有芽生孢子及细胞发芽伸长而形成的假菌丝，80％～90％病原体为白色假丝酵母菌，10％～20％为光滑假丝酵母菌、近平滑假丝酵母菌、热带假丝酵母菌等。假丝酵母菌是阴道内常驻菌种，也可由肠道传染来，其繁殖、致病、发病取决于宿主抵抗力及阴道内环境的变化。当阴道内糖原增多，酸度增高时，最适宜假丝酵母菌繁殖而引起炎症。妊娠、避孕药、抗生素、激素和免疫抑制剂的使用均有利于假丝酵母菌繁殖，阴道和子宫颈有病理改变时，假丝酵母菌发病率也增高，肥胖及甲状旁腺、甲状腺和肾上腺功能减退等均影响假丝酵母菌的繁殖和生长且与发病有关，也与大量雌激素应用、糖尿病、穿紧身化纤内裤、性交过频、性传播、偏嗜甜食有关。

### (二)临床表现

主要表现为外阴阴道瘙痒，严重时抓破外阴皮肤，可有外阴烧灼感、阴道痛、性交疼痛及排尿灼热感，排尿或性交可使症状加剧，阴道分泌物增多，典型的白带为白色豆渣样，稠厚，无臭味。

检查时可见阴道黏膜被白色膜状豆渣样分泌物覆盖，擦除后见黏膜充血、水肿或为表浅糜烂面，外阴因搔抓或分泌物刺激可出现抓痕、表皮剥脱、肿胀和红斑。

### (三)诊断

典型病例不难诊断，若在分泌物中找到假丝酵母菌的芽孢及菌丝即可确诊。检查时可用悬滴法（加1滴生理盐水或10％氢氧化钾）在显微镜下找芽孢和假菌丝。若有症状而多次检查阴性时，可改用培养法。顽固病例应检查尿糖，必要时查血糖，并详细询问有无服用大量皮质激素和长期应用抗生素的病史，以寻找发病的可能诱因。

(四)治疗

1.去除诱因

及时了解存在的诱因并及时消除,如停服广谱抗生素、雌激素等。合并糖尿病时要同时予以治疗,宜选用棉质内裤,患者的毛巾、内裤等衣物要隔离洗涤,用开水烫,以免传播。假丝酵母菌培养阳性但无症状者无须治疗,因为10%～20%妇女阴道内有假丝酵母菌寄生。

2.改变阴道酸碱度

假丝酵母菌在 pH 5.5～6.5 环境下最适宜生长繁殖,因此可改变阴道酸碱度造成不利于其生长的环境。方法是用碱性溶液如 2%～4%碳酸氢钠溶液冲洗阴道或坐浴,每天 2 次,10 天为 1 个疗程。

3.药物治疗

(1)制霉菌素栓(米可定泡腾阴道片):每枚 10 万 U,每晚置阴道内 1 枚,10～14 天为 1 个疗程,怀疑系肠道假丝酵母菌传播致病者,应口服制霉菌素片剂,每次 50 万～100 万 U,每天 3 次,7～10 天为 1 个疗程,以消灭自身的感染源。

(2)咪唑类药物:包括布康唑、咪康唑、克霉唑、酮康唑、益康唑、伊曲康唑、特康唑、氟康唑等,已成为治疗外阴阴道假丝酵母菌病的推荐疗法。①布康唑:阴道霜,5 g/d,睡时阴道内用,共 3 天。②咪康唑:阴道栓剂,每晚 1 粒,每粒 200 mg,共 7 天或每粒 400 mg,共 3 天。2%咪康唑乳膏,5 g/d,睡时阴道内用,共 7 天。③克霉唑:又称三苯甲咪唑,克霉唑阴道片 100 mg,每晚 1 次,7 天为 1 个疗程,或 200 mg,每晚 1 次,3 天为 1 个疗程;也有用 1%克霉唑阴道乳膏 5 g 每晚涂于阴道黏膜上,7～14 天为 1 个疗程。油膏也可涂在外阴及尿道口周围,以减轻瘙痒症状及小便疼痛。克霉唑 500 mg 单剂阴道给药,疗效与上述治疗方案相近。④酮康唑:一种新型口服吸收的抗真菌药物,200 mg,每天 1 次或 2 次口服,5 天为 1 个疗程,疗效与克霉唑或咪康唑阴道给药相近。对于复发性外阴阴道假丝酵母菌病患者,现主张用酮康唑口服治疗。⑤益康唑:咪唑类药物,抗菌谱较广、对深部或浅部真菌均有效,制剂有 50 mg 或 150 mg 的阴道栓剂,1%的阴道霜剂,3 天为 1 个疗程。⑥伊曲康唑:每片 200 mg,口服每天 2 次,每次 1 片即可,也可 200 mg 口服,每天 1 次,共 3 天。⑦特康唑:0.4%霜剂,5 g/d,阴道内给药,共 7 天;0.8%霜剂,5 g/d,阴道内给药,共 3 天;阴道栓剂 80 mg/d,共 3 天。⑧氟康唑:唯一获得美国食品和药品监督管理局许可的治疗假丝酵母菌感染的口服药物,每片 150 mg,仅需服 1 片即可。

(3)顽固病例的治疗:外阴阴道假丝酵母菌病患者经过治疗,临床症状及体征消失,真菌学检查阴性后,又出现症状,真菌学检查阳性,并且一年内发作 4 次或 4 次以上者,称为复发性外阴阴道假丝酵母菌病,复发原因可能与性交传播或直肠假丝酵母菌感染有关。①查尿糖、血糖,除外糖尿病。②月经期间不能中断治疗,治疗期间不能性交。③最佳方案尚未确定,推荐一开始给予积极治疗10～14 天,随即维持治疗 6 个月。如酮康唑每次 100 mg,每天 1 次,维持 6 个月;或者治疗 1 个疗程结束后 6 个月内,每次经前用阴道栓剂,共 3 天。④应用广谱抗生素治疗其他感染性疾病期间,应同时用抗真菌软膏涂抹阴道,以防复发。⑤口服氟康唑、伊曲康唑、制霉菌素治疗直肠假丝酵母菌感染。⑥当与滴虫性阴道炎并存时,应注意同时治疗。

(4)妊娠期感染的治疗:为避免新生儿感染,应进行局部治疗。目前认为制霉菌素或咪康唑妊娠期局部用药对胎儿无害,可用 2％碳酸氢钠溶液冲洗外阴后,阴道置上述栓剂,孕中期阴道给药时不宜塞入过深。

**二、滴虫性阴道炎**

**(一)病因**

滴虫性阴道炎由阴道毛滴虫引起。阴道毛滴虫为厌氧可活动的原虫,梨形,全长 15～20 μm,虫体前端有 4 根鞭毛,在 pH 5.5～6.0 时生长繁殖迅速。月经前后阴道 pH 发生变化时,隐藏在腺体及阴道皱襞中的滴虫常得以繁殖,引起炎症发作。滴虫能消除或吞噬阴道细胞内的糖原,阻碍乳酸的生成。本病可因性交引起,也与使用不洁浴具或穿着污染衣裤、接触污染便盆、被褥等有关。

**(二)临床表现**

20％～50％的患者无症状,称为带虫者。滴虫单独存在时可不导致炎症反应。但由于滴虫消耗阴道细胞内糖原,改变阴道酸碱度,破坏其防御机制,故常在月经前后、妊娠期或产后等阴道 pH 改变时,继发细菌感染,引起炎症发作。

临床症状表现为阴道分泌物异常增多,常为稀薄泡沫状,有臭味,当混合细菌感染时分泌物呈脓性。10％患者诉外阴、阴道口瘙痒,有时伴性交痛、尿频、尿痛、血尿。

检查可见阴道黏膜呈散在红色点状皮损或草莓状子宫颈,后穹隆有较多的泡沫状分泌物。单纯带虫者阴道黏膜可无异常发现。

**(三)诊断**

采用悬滴法在阴道分泌物中找到滴虫即可确诊。阴道分泌物涂片可见大量白细胞而未能从镜下检出滴虫者,可采用培养法。采集分泌物前 24～48 小时应避免性交、阴道冲洗或局部用药,且不宜行双合诊检查,窥阴器不涂抹润滑剂。近来开始运用荧光标记单克隆抗体检测、酶联免疫吸附法和多克隆抗体乳胶凝集法诊断,敏感度为 76％～95％。

**(四)治疗**

1.甲硝唑

传统治疗方案:200 mg 口服,每天 3 次,7 天为 1 个疗程,或 400 mg 口服,每天 2 次,5 天为 1 个疗程。也可 2 g 单次口服。单剂量治疗的好处是总药量少,患者乐意接受,但因剂量大,可出现不良反应,因此选用单剂量疗法一定要慎重。用药期间或用药后 24 小时内不能饮用含酒精的饮料,配偶也需同时采用甲硝唑口服治疗。

2.替代方案

有以下几种:①替硝唑 500 mg,每天 2 次,连服 7 天。②甲苯达唑 100 mg,每天 2 次,连服3 天。③硝呋拉太 200 mg,每天 3 次,连服 7 天。

3.阴道局部用药

阴道局部用药症状缓解相对较快,但不易彻底杀灭滴虫,停药后易复发。先采用 0.5％醋酸清洗阴道后,将甲硝唑 200 mg 置入阴道内,每晚 1 次,7 天为 1 个疗程,或用甲硝唑泡腾片200 mg,滴维净(每片含乙酰胂胺 250 mg、硼酸30 mg),卡巴胂 200 mg,曲古霉素栓 10 万 U,每晚一枚置阴道内,7 天为 1 个疗程。

4.治疗中的注意事项

月经干净后阴道 pH 偏碱性,利于滴虫生长,因而可能在月经干净后复发,故应在下次月经净后再治疗 1 个疗程,以巩固疗效。

### 三、细菌性阴道病

**(一)病因**

细菌性阴道病为阴道内正常菌群失调所致的一种混合感染。以往曾称非特异性阴道炎、嗜血杆菌性阴道炎、棒状杆菌性阴道炎、加德纳菌性阴道炎、厌氧性阴道病,1984 年被正式命名为细菌性阴道病。此病非单一致病菌引起,而是多种致病菌大量繁殖导致阴道生态系统失调的一种阴道病理状态,因局部无明显炎症反应,分泌物中白细胞少,故而称作阴道病。

细菌性阴道病为生育妇女最常见的阴道感染性疾病。有统计在性传播疾病门诊的发生率为 15％～64％,年龄在 15～44 岁,妊娠妇女发病率 16％～29％。

正常阴道内以产生过氧化氢的乳杆菌占优势,细菌性阴道病时,乳杆菌减少而其他细菌大量繁殖,主要有加德纳菌、动弯杆菌、普雷沃菌、类杆菌等厌氧菌及人型支原体,其数量可增加 100～1 000 倍。阴道生态环境和 pH 的改变,是加德纳菌等厌氧菌大量繁殖的致病诱因,其发病与妇科手术、既往妊娠数、性伴侣数目有关。口服避孕药有支持乳杆菌占优势的阴道环境的作用,对细菌性阴道病起到一定防护作用。

### (二)临床表现

20%～50%的患者无症状,有症状者表现为阴道分泌物增多,呈灰白色或灰黄色,稀薄,腥臭味,尤其是性交后更为明显,因碱性黏液可使阴道 pH 升高,促进加德纳菌等厌氧菌的生长,引起胺类释放所致。少数患者可有外阴瘙痒及灼热感。细菌性阴道炎可引起子宫颈上皮不典型增生、子宫内膜炎、输卵管炎、盆腔炎、异位妊娠与不孕。孕期细菌性阴道炎感染可引起早产、胎膜早破、绒毛膜羊膜炎、产褥感染、新生儿感染。

检查见阴道口有分泌物流出,可闻到鱼腥味,分泌物稀薄并黏着于阴道壁,易擦掉,阴道黏膜无充血等炎症改变。

### (三)诊断

根据临床特征和阴道分泌物镜检多能明确诊断。临床上如按滴虫性阴道炎、外阴阴道假丝酵母菌病治疗无效时,应考虑细菌性阴道炎。细菌性阴道炎诊断的 4 项标准,有其中的 3 项即可诊断:①阴道分泌物增多,均匀稀薄。②阴道 pH>4.5。③氨试验阳性,取阴道分泌物少许置玻片上,加入 10%氢氧化钾溶液 1～2 滴,立即可闻及一种鱼腥味即为阳性。这是由于厌氧菌产生的胺遇碱释放氨所致,但非细菌性阴道炎患者性生活后由于碱性精液的影响,氨试验也可为阳性。④线索细胞阳性,取少许阴道分泌物置玻片上,加 1 滴生理盐水于高倍镜下观察,视野中见到 20%以上的线索细胞即为阳性。线索细胞系阴道壁脱落的表层细胞,于细胞边缘吸附大量颗粒状物质,即各种厌氧菌尤其是加德纳菌,以致细胞边缘不清,呈锯齿状。

### (四)治疗

治疗目的是缓解阴道症状和体征。治疗原则:①无症状者无须治疗;②性伴侣不必治疗;③妊娠期细菌性阴道炎应积极治疗;④经阴道手术如子宫内膜活检、宫腔镜、节育环放置、子宫输卵管碘油造影检查、刮宫术等应在术前积极治疗。

1.全身治疗

(1)首选药物为口服甲硝唑。甲硝唑有助于细菌性阴道炎患者重建正常阴道内环境。美国疾病控制中心的推荐方案:甲硝唑 500 mg 口服,每天 2 次,或 400 mg 口服,每天 3 次,共 7 天,治愈率为 82%～97%。备用方案有:甲硝唑 2 g 单次顿服,治愈率为 47%～85%。

(2)克林霉素对厌氧菌及加德纳菌均有效。300 mg 口服,1 天 2 次,共 7 天,治愈率为 97%,尤其适用于妊娠期细菌性阴道炎患者及甲硝唑治疗失败或不能耐受者。不良反应有腹泻、皮疹、阴道刺激症状,均不严重,无须停药。

2.局部治疗

(1)甲硝唑 500 mg 置于阴道内,每晚 1 次,7～10 天为 1 个疗程,或 0.75%甲硝唑软膏(5 g)阴道涂布,每天 2 次,5～7 天为 1 个疗程。

(2)2%克林霉素软膏 5 g 阴道涂布,每天 1 次,7 天为 1 个疗程,治愈率 80%～85%,适宜于妊娠期细菌性阴道炎治疗。

(3)乳酸(pH 3.5)5 mL 置入阴道内,每天 1 次,7 天为 1 个疗程。

(4)3%过氧化氢冲洗阴道,每天 1 次,7 天为 1 个疗程。

(5)对于混合感染如合并滴虫性阴道炎、外阴阴道假丝酵母菌病患者,可采用聚甲酚磺醛阴道栓 1 枚,每天 1 次,或保菌清阴道栓(含硫酸新霉素、多黏菌素 B、制霉菌素、乙酰胂胺)1 枚,每天 1 次,6 天为 1 个疗程。

3.妊娠期细菌性阴道炎的治疗

推荐方法为甲硝唑 200 mg,每天 3 次,共 7 天。替代疗法为甲硝唑 2 g 顿服或克林霉素 300 mg,每天 2 次,共 7 天。妊娠期不宜阴道内给药,有可能增加早产的危险。

## 四、老年性阴道炎

### (一)病因

绝经后妇女由于卵巢功能衰竭,雌激素水平下降,阴道黏膜变薄,皱褶消失,细胞内缺乏糖原,阴道内 pH 多呈碱性,杀灭病原菌能力降低,加之血供不足,当受到刺激或被损伤时,毛细血管容易破裂,出现阴道不规则点状出血,如细菌侵入繁殖,可引起老年性阴道炎。

### (二)临床表现

阴道分泌物增多,水样、脓性或脓血性。可有下腹坠胀不适及阴道灼热感。由于分泌物刺激,患者感外阴及阴道瘙痒。

检查见阴道呈老年性改变,皱襞消失,上皮菲薄,阴道黏膜充血,有点状出血,严重时形成表浅溃疡。若溃疡面相互粘连,阴道检查分离时可引起出血,粘连严重者可导致阴道闭锁,闭锁段上端分泌物不能排出可形成阴道或子宫腔积脓。长期炎性刺激后可因阴道黏膜下结缔组织纤维化,致使阴道狭窄。

(三)诊断

根据临床表现不难诊断,但必须除外滴虫性阴道炎或外阴阴道假丝酵母菌病。此外,发现血性白带时还需警惕子宫恶性肿瘤的存在,必要时应行分段诊断性刮宫或局部活检予以确诊。

(四)治疗

治疗原则为增强阴道抵抗力和抑制细菌生长。

1.保持外阴清洁和干燥

分泌物多时可用1%乳酸或0.5%醋酸或1∶5 000高锰酸钾坐浴或冲洗阴道。

2.雌激素制剂全身给药

尼尔雌醇,每半月2～4 mg口服;结合雌激素,每天0.625 mg口服;戊酸雌二醇,每天1～2 mg口服;克龄蒙(每片含戊酸雌二醇2 mg,醋酸环丙孕酮1 mg),每天1片;诺更宁(每片含雌二醇2 mg,醋酸炔诺酮1 mg),每天1片。以上药物可任意选用一种。

3.雌激素制剂局部给药

己烯雌酚0.5 mg,每晚1次,7天为1个疗程;或结合雌激素阴道软膏0.5～2 g/d,7天为1个疗程。

4.抗生素软膏或粉剂局部给药

甲硝唑、氧氟沙星、磺胺异唑、氯霉素局部涂抹,隔天一次,7次为1个疗程。

**五、婴幼儿阴道炎**

(一)病因

婴幼儿卵巢尚未发育,阴道细长,黏膜仅由数层立方上皮组成,阴道上皮糖原很少,阴道pH 6.0～7.5,故对细菌的抵抗力弱,阴道内乳杆菌极少,而杂菌较多,这些细菌作用于抵抗力较弱或受损的阴道时,极易产生婴幼儿阴道炎。婴幼儿阴道炎常与外阴炎并存,多见于1～5岁的幼女。80%为大肠埃希菌属感染,葡萄球菌、链球菌、变形杆菌、淋病奈瑟菌、滴虫、假丝酵母菌、蛲虫也可引起感染。年龄较大儿童阴道内异物也常致继发性感染。

**(二)临床表现**

主要症状为阴道口处见脓性分泌物,味臭。由于阴道分泌物刺激可导致外阴瘙痒,患者常用手搔抓外阴,甚至哭闹不安。检查可见外阴红肿、破溃、前庭黏膜充血。慢性外阴炎可致小阴唇粘连,慢性阴道炎可致阴道闭锁。

**(三)诊断**

根据症状、体征,临床诊断并不困难。应取分泌物找滴虫、假丝酵母菌或涂片染色找致病菌,必要时做细菌培养。还应做肛门检查以排除阴道异物及肿瘤。

**(四)治疗**

(1)保持外阴清洁、干燥,不穿开裆裤。如阴道分泌物较多,可在尿布内垫上消毒棉垫并经常更换棉垫与尿布。

(2)婴幼儿大小便后用 1∶5 000 高锰酸钾温热水冲洗外阴,年龄较大的小儿可用 1∶5 000 高锰酸钾温水坐浴,每天 3 次。外阴擦干后,可用下列药物:15%氧化锌粉、15%滑石粉、炉甘石洗剂、紫草油。瘙痒剧烈时可用制霉菌素软膏或氢化可的松软膏,外阴及阴道口可适量涂抹雌激素霜剂或软膏,也可口服己烯雌酚 0.1 mg,每晚 1 次,连服 7 天。

# 第三节 盆 腔 炎

## 一、概述

盆腔炎是妇女常见疾病,包括子宫内膜炎、附件炎、盆腔腹膜炎、盆腔结缔组织炎、女性生殖器结核等。美国疾病控制与预防中心已将这一临床综合征定义为盆腔炎性疾病。既往盆腔炎性疾病多因产后、剖宫产后、流产后及妇科手术后细菌进入创面感染而致病,近年来则多由下生殖道的性传播疾病及细菌性阴道病上行感染造成。发病可局限于一个部位、几个部位或整个盆腔脏器。

**(一)发病率**

盆腔炎性疾病在一些性生活紊乱及性病泛滥的国家中是最常见的疾病。在工业化国家中,生育年龄组妇女每年盆腔炎性疾病的发生率可达 2%,估计美国每年有高达 100 万人患此病,其中需住院治疗者约 20 万人。我国盆腔炎性疾病发病率也有升高的趋势,但尚无此方面确切的统计数字。

### (二)病原体

通过对上生殖道细菌培养的研究,明确证明盆腔炎性疾病的发生为多重微生物感染所致,且许多细菌为存在于下生殖道的正常菌群。常见的致病菌有以下几种。

**1.需氧菌**

(1)葡萄球菌:属革兰阳性球菌,其中以金黄色葡萄球菌致病力最强,多于产后、剖宫产后、流产后或妇科手术后细菌通过子宫颈上行感染至子宫、输卵管黏膜。葡萄球菌对一般常用的抗生素可产生耐药,根据药物敏感试验用药较为理想,耐青霉素的金黄色葡萄球菌对头孢唑林钠、万古霉素、克林霉素及第3代头孢菌素敏感。

(2)链球菌:也属革兰阳性球菌,其中以乙型链球菌致病力最强,能产生溶血素及多种酶,使感染扩散。本菌对青霉素敏感,患病后只要及时、足量、足疗程治疗基本无死亡。此菌可在成年女性阴道长期寄居,有报道妊娠后期此类菌在阴道的携带率为 $5\% \sim 29\%$。

(3)大肠埃希菌:为肠道的寄生菌,一般不致病,但在机体抵抗力下降,或因外伤等侵入肠道外组织或器官时可引起严重的感染,甚至产生内毒素休克,常与其他致病菌混合感染。本菌对卡那霉素、庆大霉素、头孢唑林钠、羧苄西林敏感,但易产生耐药菌株,可在药物敏感试验指导下用药。

此外尚有肠球菌、克雷伯杆菌、奈瑟淋病双球菌、阴道嗜血杆菌等。

**2.厌氧菌**

厌氧菌是盆腔感染的主要菌种。厌氧菌主要来源于结肠、直肠、阴道及口腔黏膜,肠腔中厌氧菌与需氧菌的数量比为 100∶1,阴道内两者的比例为 10∶1。女性生殖道内常见的厌氧菌有以下几种。

(1)消化链球菌:属革兰阳性菌,易滋生于产后子宫内坏死的蜕膜碎片或残留的胎盘中,其内毒素毒力低于大肠埃希菌,但能破坏青霉素的 $\beta$-内酰胺酶,对青霉素有抗药性,还可产生肝素酶,溶解肝素。促进凝血,导致血栓性静脉炎。

(2)脆弱类杆菌:为革兰阴性菌,为严重盆腔感染中的主要厌氧菌,这种感染易造成盆腔脓肿,恢复期长,伴有恶臭。本菌对甲硝唑、克林霉素、头孢菌素、多西环素敏感,对青霉素易产生耐药。

(3)产气荚膜梭状芽孢杆菌:为革兰阴性菌,多见于创伤组织感染及非法堕胎等的感染,分泌物恶臭,组织内有气体,易产生中毒性休克、弥散性血管内凝血及肾衰。对克林霉素、甲硝唑及第3代头孢菌素敏感。

除上述3种常见的厌氧菌外,二路拟杆菌和二向拟杆菌也是常见的致病菌,对青霉素耐药,对抗厌氧菌抗生素敏感。

### 3.性传播的病原体

如淋球菌、沙眼衣原体、支原体等。是工业化国家中导致盆腔炎性疾病的主要病原体,占60%~70%。性传播病原体与多种微生物感染导致的盆腔炎性疾病常可混合存在,且在感染过程中可相互作用。淋球菌、衣原体所造成的子宫颈炎、子宫内膜炎为阴道内的细菌上行感染创造了条件,也有人认为在细菌性阴道病时,淋球菌及衣原体更易进入上生殖道。

### (三)感染途径

盆腔炎性疾病主要由病原体经阴道、子宫颈的上行感染引起。其他途径尚以下几种。

### 1.经淋巴系统蔓延

细菌经外阴、阴道、子宫颈裂伤、子宫体创伤处的淋巴管侵入内生殖器及盆腔腹膜、盆腔结缔组织等部分,可形成产后感染,流产后感染或手术后感染。

### 2.直接蔓延

盆腔中其他脏器感染后,直接蔓延至内生殖器。如阑尾炎可直接蔓延到右侧输卵管,发生右侧输卵管炎。盆腔手术损伤后的继发感染也可引起严重的盆腔炎。

### 3.经血液循环传播

病原体先侵入人体的其他系统,再经过血液循环达内生殖器,如结核菌感染,由肺或其他器官的结核灶可经血液循环而传至内生殖器,菌血症也可导致盆腔炎症。

### 4.盆腔炎性疾病的预防

盆腔炎性疾病可来自产后、剖宫产、流产及妇科手术操作后。因此必须做好宣传教育,注意孕期的体质,分娩时减少局部的损伤,对损伤部位的操作要轻,注意局部的消毒。月经期生殖器官抵抗力较弱,子宫颈口开放,易造成上行感染,故应避免手术。手术前应详细检查患者的体质,有无贫血及其他脏器的感染灶,如有应予以治疗。此外也存在一些盆腔手术后发生的盆腔炎性疾病,妇科围术期应选用广谱类抗生素,常用的有氨苄西林、头孢羟氨苄、头孢唑林钠、头孢西丁钠、头孢噻肟钠、头孢替坦、头孢曲松钠等。多数学者主张抗生素应在麻醉诱导期,即术前30分钟一次足量静脉输注,20分钟后组织内抗生素浓度可达高峰。必要时加用抗厌氧菌类抗生素如甲硝唑、替硝唑、克林霉素等。如手术操作60～90分钟,在4小时内给第2次药。剖宫产术可在钳夹脐带后给药,可选用抗厌氧菌类药物,如甲硝唑、替硝唑、克林霉素等。给药剂量及次数还需根据病变种类、手术的复杂性及患者情况而定。

可导致盆腔炎性疾病常见的其他手术,有各类需将器械伸入子宫腔的操作,如人工流产,放、取环术,子宫输卵管造影等。我国在进行子宫腔的计划生育手术前,需常规检查阴道清洁度、滴虫、真菌等,发现有阴道炎症者先给予治疗,有助于预防术后盆腔炎性疾病的发生。

性乱史是导致盆腔炎性疾病的重要因素。应加强对年轻妇女及其性伴侣的性传播疾病教育工作,包括延迟初次性交的时间,限制性伴侣的数量,避免与有性传播疾病者进行性接触,坚持使用屏障式的避孕工具,积极诊治无并发症的下生殖道感染等。

## 二、子宫内膜炎

子宫内膜炎是妇科常见的疾病,多与子宫体部的炎症并发,有急性子宫内膜炎及慢性子宫内膜炎两种。

### (一)急性子宫内膜炎

1.概述

急性子宫内膜炎多发生于产后、剖宫产后、流产后及子宫腔内的手术后。一些妇女在月经期、身体抵抗力虚弱时性交,或医护人员在不适当的情况下(如子宫腔或其他部位的脏器已有感染)进行刮宫术,子宫颈糜烂的电熨术,输卵管通液或造影术等均可导致急性子宫内膜炎。感染的细菌最常见者为链球菌、葡萄球菌、大肠埃希菌、淋球菌、衣原体及支原体、厌氧菌等,细菌可突破子宫颈的防御功能侵入子宫内膜发生急性炎症。

(1)病理表现:子宫内膜炎时子宫内膜充血、肿胀,有炎性渗出物,可混有血,也可为脓性渗出物;重症子宫内膜炎内膜坏死,呈灰绿色,分泌物可有恶臭。镜下见子宫内膜有大量多核白细胞浸润,细胞间隙内充满液体,毛细血管扩张,严重者细胞间隙内可见大量细菌,内膜坏死脱落形成溃疡。如果子宫颈开放,引流通畅,子宫腔分泌物清除可自愈;但也有炎症向深部侵入导致子宫肌炎、输卵管炎;如子宫颈肿胀,引流不畅则形成子宫腔积脓。

(2)临床表现:急性子宫内膜炎患者可见白带增多,下腹痛,白带呈水样、黄白色、脓性,或混有血,如系厌氧菌感染,则分泌物带有恶臭。下腹痛可向双侧大腿放射,疼痛程度根据病情而异。发生在产后、剖宫产后或流产后者则有恶露长时间不净,如炎症未治疗,可扩散至子宫肌层及输卵管、卵巢、盆腔结缔组织,症状可加重,高热可为 39~40 ℃,下腹痛加剧,白带增多。体检子宫可增大,有压痛,全身体质衰弱。

2.诊断要点

主要根据病史和临床表现来诊断。

3.治疗方案

(1)全身治疗:本病全身治疗较重要,需卧床休息,给以高蛋白流食或半流食,在避免感冒情况下,开窗通风,体位以头高脚低位为宜,以利于子宫腔分泌物引流。

(2)抗生素治疗:在药物敏感试验无结果前给以广谱抗生素,如青霉素,氨基糖苷类抗生素如庆大霉素、卡那霉素等对需氧菌有效,而甲硝唑对厌氧菌有效。细菌培养药物敏感试验结果得出后,可更换敏感药物。①庆大霉素:80 mg 肌内注射,每 8 小时 1 次。②头孢菌素:可用第 3 代产品,对革兰阳性、阴性菌,球菌及杆菌均有效,急救情况下,可将此药 1 g 溶于 0.9%盐水100 mL中同时加入地塞米松 5~10 mg,静脉滴注,每天 1~2 次,经 3 天治疗后体温下降病情好转时,可改服头孢唑林钠 0.25 g 每天 4 次,皮质激素也应逐渐减量至急性症状消失。如对青霉素过敏,可换用林可霉素 300~600 mg,静脉滴注,每天 3 次,体温平稳后,可改口服用药,每天1.5~2 g,分 4 次给药,持续 1 周,病情稳定后停药。③诺氟沙星片:对变形杆菌、铜绿假单胞菌具有强大的抗菌作用,可抑制细菌 DNA 合成,服药后可广泛分布于全身,对急性子宫内膜炎有良好的治疗作用。每次 0.2 g,每天 3 次,连服 10~14 天,或氧氟沙星 200 mg 静脉滴注,每天 2~3 次,对喹诺酮类药物过敏者最好不用。④有条件者可对急性子宫内膜炎患者进行住院治疗,以解除症状及保持输卵管的功能。可选择抗生素方案:头孢西丁 2 g 静脉注射,每 6 小时 1 次,或头孢替坦 2 g 静脉注射,每 12 小时 1 次,加强力霉素 100 mg每 12 小时 1 次口服或静脉注射,共 4 天,症状改善后 48 小时,继续使用多西环素 100 mg,每天 2 次,共 10~14 天。此方案对淋球菌及衣原体感染均有效。克林霉素 900 mg 静脉注射,每 8 小时 1 次,庆大霉素 2 mg/kg 静脉或肌内注射,此后约 1.5 mg/kg,每 8 小时 1 次,共 4 天,用药 48 小时后,如症状改善,继续用多西环素 100 mg,每天 2 次口服,共给药 10~14 天,此方案对厌氧菌及兼性革兰阴性菌有效。使用上述方案治疗后,体温下降或症状消失 4 小时后患者可出院,继续服用多西环素 100 mg,每 12 小时1 次,共 10~14 天,对淋球菌及衣原体感染均有效。

(3)手术治疗:一般急性子宫内膜炎不做手术治疗,以免引起炎症扩散,但如子宫腔内有残留物、子宫颈引流不畅,子宫腔内积留分泌物,或老年妇女子宫腔积脓时,需在给大量抗生素、病情稳定后清除子宫腔残留物及取出宫内避孕器,或扩张子宫颈使子宫腔分泌物引流通畅,尽量不做刮宫。

**(二)慢性子宫内膜炎**

1.概述

慢性子宫内膜炎常因子宫腔内分泌物通过子宫口流出体外,症状不甚明显,仅有少部分患者因防御机制受损,或病原体作用时间过长,对急性炎症治疗不彻底而形成。其病因如下。

(1)分娩、产后、剖宫产术后:有少量胎膜或胎盘残留于子宫腔,子宫复旧不全,引起慢性子宫内膜炎。

(2)宫内避孕器:宫内避孕器的刺激常可引起慢性子宫内膜炎。

(3)更年期或绝经期:体内雌激素水平降低,子宫内膜菲薄,易受细菌感染,发生慢性子宫内膜炎。

(4)子宫腔内有黏膜下肌瘤、息肉、子宫内膜腺癌:子宫内膜易受细菌感染发生炎症。

(5)子宫内膜下基底层炎症:常可感染子宫内膜功能层而发生炎症。

(6)老年性子宫内膜炎:常可与老年性阴道炎同时发生。

(7)细菌性阴道病:病原体上行感染至子宫内膜所致。

2.病理表现

其内膜间质常见有大量浆细胞及淋巴细胞,内膜充血、肿胀,有时尚可见到肉芽组织及纤维性变。

3.临床表现

慢性子宫内膜炎患者常诉有不规则阴道流血或月经不规则,有时有轻度下腹痛及白带增多。妇科检查子宫可增大,有触痛。少数子宫内膜炎可导致不孕。

4.诊断要点

主要依据患者病史和临床表现来诊断。

5.治疗方案

慢性子宫内膜炎在治疗上应去除原因,如在产后、剖宫产后、人工流产后疑有胎膜、胎盘残留者,如无急性出血,可给抗生素 3 天后做刮宫术;如因宫内避孕器而致病者,可取出宫内避孕器;如有黏膜下息肉、肌瘤或内膜腺癌者,可做相应的处理;如合并有输卵管炎、卵巢炎等则应做相应的处理;同时存在细菌性阴道病者,抗生素中应加用抗厌氧菌药物。

### 三、附件炎、盆腔腹膜炎

#### (一)概述

附件炎和盆腔腹膜炎,目前本病仍为多发病,国外以淋球菌及沙眼衣原体感染为最多,占60%~80%,其他为厌氧菌及需氧菌多种微生物的混合感染;国内以后者感染为主,但由性传播疾病引起者也有增加趋势。主要原因有以下几种。

1.产后、剖宫产后及流产后感染

内在及外来的细菌上行通过剥离面或残留的胎盘、胎膜、子宫切口等至肌层、输卵管、卵巢及盆腔腹膜发生炎症,也可经破损的黏膜、胎盘剥离面通过淋巴、血行播散到盆腔。通过对上生殖道细菌培养的研究,明确证明盆腔炎性疾病是多重微生物感染,包括阴道的需氧菌、厌氧菌、阴道加德纳菌、流感嗜血杆菌等,其中厌氧菌占70%~80%。厌氧菌中以各类杆菌及脆弱类杆菌最常见。

2.月经期性交

月经期子宫颈口开放,子宫内膜剥脱面有扩张的血窦及凝血块,均为细菌的上行及滋生提供了良好的环境。如在月经期性交或使用不洁的月经垫,可使细菌侵入发生炎症。

3.妇科手术操作

任何通过子宫颈黏液屏障的手术操作导致的盆腔感染,都称医源性盆腔炎性疾病,如放置宫内避孕器、人工流产、输卵管通液、造影等。其他妇科手术如子宫颈糜烂电熨术、腹腔镜绝育术、人工流产子宫穿孔,盆腔手术误伤肠管等均可导致急性炎症。

4.邻近器官炎症的蔓延

邻近器官的炎症最常见者为急性阑尾炎、憩室炎、腹膜炎等。

5.盆腔炎性疾病

再次急性发作盆腔炎性疾病所造成的盆腔粘连、输卵管积水、扭曲等后遗症,易造成盆腔炎性疾病的再次急性发作,尤其是在患者免疫力低下、有不洁性交史等情况下。

6.全身性疾病

如败血症、菌血症等,细菌也可波及输卵管及卵巢发生急性盆腔炎性疾病。

7.淋球菌及沙眼衣原体

多为上行性急性感染,病原体多来自尿道炎、前庭大腺炎、子宫颈炎等。

### (二)病理表现

**1.附件炎**

当多重微生物造成产后、剖宫产后、流产后的急性输卵管炎、卵巢炎、输卵管卵巢脓肿时,病变可通过子宫颈的淋巴播散至子宫颈旁的结缔组织,首先侵及输卵管浆膜层再达肌层,输卵管内膜受侵较轻,或可不受累。病变是以输卵管间质炎为主,由于输卵管管壁增粗,可压迫管腔变窄,轻者管壁充血、肿胀,重者输卵管肿胀明显,且弯曲,并有纤维素性渗出物,引起周围组织粘连。炎症如经子宫内膜向上蔓延,首先引起输卵管内膜炎,使输卵管内膜肿胀、间质充血、肿胀及大量中性多核白细胞浸润,重者输卵管内膜上皮可有退行性变或成片脱落,引起输卵管管腔粘连闭塞或伞端闭锁,如有渗出物或脓液积聚,可形成输卵管积脓,与卵巢粘连形成炎性包块。卵巢表面有一层白膜包被,很少单独发炎,卵巢多与输卵管伞端粘连,发生卵巢周围炎,进一步形成卵巢脓肿,如脓肿壁与输卵管粘连贯通则形成输卵管卵巢脓肿。脓肿可发生于初次感染之后,但往往是在反复发作之后形成。脓肿多位于子宫后方、阔韧带后叶及肠管间,可向阴道、直肠间贯通,也可破入腹腔,发生急性弥漫性腹膜炎。

**2.盆腔腹膜炎**

病变腹膜充血、肿胀,伴有含纤维素的渗出液,可形成盆腔脏器粘连,渗出物聚集在粘连的间隙内,形成多个小脓肿,或聚集在子宫直肠窝形成盆腔脓肿,脓肿破入直肠,症状可减轻;如破入腹腔则可引起弥漫性腹膜炎,使病情加重。

### (三)临床表现

视病情及病变范围大小,表现的症状不同,轻者可以症状轻微或无症状。重者可有发热及下腹痛,发热前可先有寒战、头痛,体温可为 39～40 ℃,下腹痛多为双侧下腹部剧痛或病变部剧痛,可与发热同时发生。如疼痛发生在月经期则可有月经的变化,如经量增多、月经期延长;在非月经期发作则可有不规则阴道出血,白带增多,性交痛等。由于炎症的刺激,少数患者也可有膀胱及直肠刺激症状如尿频、尿急、腹胀、腹泻等。体格检查患者呈急性病容,脉速,唇干。妇科检查见阴道充血,子宫颈充血有分泌物,呈黄白色或黏液脓性,有时带恶臭,阴道穹隆有触痛,子宫颈有举痛,子宫增大,压痛,活动受限,双侧附件有增厚,或触及包块,压痛明显。下腹部剧痛常拒按,或一侧压痛,摆动子宫颈时更明显,炎症波及腹膜时呈现腹膜刺激症状。如已发展为盆腔腹膜炎,则整个下腹部有压痛及反跳痛。

**(四)诊断要点**

重症及典型的盆腔炎性疾病病例根据病史、临床及实验室检查所见,诊断不难,但此部分患者只占盆腔炎性疾病的 4% 左右。临床上绝大多数盆腔炎性疾病为轻到中度及亚临床感染者。这部分患者可无明确病史,临床症状轻微,或仅表现有下腹部轻微疼痛,白带稍多,给临床诊断带来困难。有研究显示因感染造成的输卵管性不孕患者中,30%~75% 无盆腔炎性疾病病史,急性盆腔炎性疾病有发热者仅占 30%,有下腹痛、白带多、子宫颈举痛者仅占 20%。有鉴于此,美国疾病控制与预防中心提出了新的盆腔炎性疾病诊断标准:①至少必须具备下列 3 项主要标准,下腹痛、子宫颈举痛、附件区压痛。②此外,下列标准中具备一项或一项以上时,增加诊断的特异性。体温>38 ℃、异常的子宫颈或阴道排液、沙眼衣原体或淋病双球菌的实验室证据、血沉加快或 C 反应蛋白升高。③对一些有选择的病例必须有下列的确定标准。阴道超声或其他影像诊断技术的阳性发现如输卵管增粗、伴或不伴管腔积液、输卵管卵巢脓肿或腹腔游离液体、子宫内膜活检阳性、腹腔镜下有与盆腔炎性疾病一致的阳性所见。

盆腔炎性疾病中有 10%~20% 伴有肝周围炎或局部腹膜炎,多在腹腔镜检查时发现,被认为是感染性腹腔液体直接或经淋巴引流到膈下区域造成,以沙眼衣原体引起者最多见,偶见有淋球菌及厌氧菌引起者。腹腔镜下见肝周充血,炎性渗出,肝膈面与上腹、横隔形成束状、膜状粘连带。此种肝周炎很少侵犯肝实质,肝功能多正常。

1.阴道分泌物涂片检查

此方法简便、经济、实用。阴道分泌物涂片检查中每个阴道上皮细胞中多于 1 个以上的多形核白细胞就会出现白带增多,每高倍视野有 3 个以上白细胞诊断盆腔炎性疾病的敏感性达 87%,其敏感性高于血沉、C 反应蛋白,以及经过内膜活检或腹腔镜证实的有症状的盆腔炎性疾病所呈现出来的外周血的白细胞计数值。

2.子宫内膜活检

子宫内膜活检可得到子宫内膜炎的组织病理学诊断,被认为是一种比腹腔镜创伤小而又能证实盆腔炎性疾病的方法,因子宫内膜炎常合并有急性输卵管炎。子宫内膜活检与腹腔镜检查在诊断盆腔炎性疾病上有 90% 的相关性。子宫内膜活检的诊断敏感性达 92%,特异性为 87%,并可同时取材做细菌培养,但有被阴道细菌污染的机会。

3.超声等影像学检查

在各类影像学检查方法中,B超是最简便、实用和经济的方法,且与腹腔镜检查有很好的相关性。在急性、严重的盆腔炎性疾病时,经阴道超声可见输卵管增粗、管壁积液或盆腔有游离液体。B超还可用于监测临床病情的发展,出现盆腔脓肿时,B超可显示附件区肿块,伴不均匀回声。CT、MRI 有时也可显示出较清晰的盆腔器官影像,但由于其价值昂贵而不能普遍用于临床。对于早期、轻度的盆腔炎性疾病,B超敏感性差。

4.腹腔镜检查

腹腔镜检查目前被认为是诊断盆腔炎性疾病的金标准,因可在直视下观察盆腔器官的病变情况,并可同时取材行细菌鉴定及培养而无阴道污染之虑。腹腔镜下诊断盆腔炎性疾病的最低标准为输卵管表面可见充血、输卵管壁肿胀及输卵管表面与伞端有渗出物,也可显示肝包膜渗出、粘连。

5.其他实验室检查

其他实验室检查包括白细胞计数增多、血沉增快、C 反应蛋白升高、血清CA125 升高等,虽对临床诊断有所帮助,但均缺乏敏感性与特异性。

**(五)治疗方案**

盆腔炎性疾病治疗目的是缓解症状、消除当前感染及降低远期后遗症的危险。

1.全身治疗

重症者应卧床休息,给予高蛋白流食或半流食,体位以头高脚低位为宜,以利于子宫腔内及子宫颈分泌物排出体外,盆腔内的渗出物聚集在子宫直肠窝内而使炎症局限。补充液体,纠正电解质紊乱及酸碱平衡,高热时给以物理降温,并应适当给予止痛药,避免无保护性交。

2.抗生素治疗

近年来由于新的抗生素不断问世,细菌培养技术的提高及药物敏感试验的配合,使临床上得以合理使用抗生素,对急性炎症可达到微生物学的治愈(治愈率为 84%~98%),一般在药物敏感试验出结果以前,先使用需氧菌、厌氧菌及淋球菌、沙眼衣原体兼顾的广谱抗生素,待药物敏感试验出结果后再更换,一般是根据病因及发病后已用过何种抗生素作为参考来选择用药。急性附件炎、盆腔腹膜炎常用的抗生素如下。

(1)青霉素或红霉素与氨基糖苷类药物及甲硝唑联合:青霉素 G 每天240 万~1 000 万单位,静脉滴注,病情好转后改为每天 120 万~240 万单位,每 4~6 小时

1次,分次给药或连续静脉滴注。红霉素每天 0.9～1.25 g 静脉滴注,链霉素 0.75 g 肌内注射,每天 1 次。庆大霉素每天 16 万～32 万单位,分 2～3 次静脉滴注或肌内注射,一般疗程<10 天。甲硝唑 500 mg 静脉滴注,每 8 小时 1 次,病情好转后改口服 400 mg,每 8 小时 1 次。

(2)第 1 代头孢菌素与甲硝唑合用:对第 1 代头孢菌素敏感的细菌有 β 溶血性链球菌、葡萄球菌、大肠埃希菌等。头孢噻吩每天 2 g,分 4 次肌内注射;头孢唑林钠每次 0.5～1 g,每天 2～4 次,静脉滴注;头孢拉定,静脉滴注每天量为 100～150 mg/kg,分次给予,口服每天 2～4 g,分 4 次空腹服用。

(3)克林霉素与氨基糖苷类药物联合:克林霉素每次 600 mg,每 6 小时 1 次,静脉滴注,体温降至正常后 24～48 小时改口服,每次 300 mg,每 6 小时 1 次。克林霉素对多数革兰阳性和厌氧菌(如类杆菌,消化链球菌等)及沙眼衣原体有效。与氨基糖苷类药物合用有良好的效果。但此类药物与红霉素有拮抗作用,不可与其联合。

(4)林可霉素:其作用与克林霉素相同,用量每次 300～600 mg,每天 3 次,肌内注射或静脉滴注。

(5)第 2 代头孢菌素:对革兰阴性菌的作用较为优越,抗酶性能强,抗菌谱广。临床用于革兰阴性菌。如头孢呋辛,每次 0.75～0.5 g,每天 3 次肌内注射或静脉滴注;头孢孟多轻度感染每次 0.5～1 g,每天 4 次静脉滴注,较重的感染每天 6 次,每次 1 g;头孢西丁对革兰阳性及阴性需氧菌与厌氧菌包括脆弱类杆菌均有效,每次 1～2 g,每 6～8 小时 1 次静脉注射或静脉滴注,可单独使用。

(6)第 3 代头孢菌素:对革兰阴性菌的作用较第 2 代头孢菌素更强,抗菌谱广,耐酶性能强,对第 1、2 代头孢菌素耐药的一些革兰阴性菌株常可有效。头孢噻肟对革兰阴性菌有较强的抗菌效能,但对脆弱杆菌较不敏感。一般感染每天 2 g,分 2 次肌内注射或静脉注射,中度或重度感染每天 3～6 g,分 3 次肌内注射或静脉注射。头孢曲松钠 1～2 g,每天 2 次静脉注射。

(7)哌拉西林:对多数需氧菌及厌氧菌均有效,每天 4～12 g,分 3～4 次静脉注射或静脉滴注,严重感染每天可用 16～24 g。

(8)喹诺酮类药物:如诺氟沙星、氧氟沙星、环丙沙星等,其抗菌谱广,对革兰阳性、阴性菌均有抗菌作用,且具有较好的组织渗透性,口服量每天 0.2～0.6 g,分 2～3 次服用。其中氟罗沙星由于其半衰期长,每天 1 次服 0.2～0.4 g 即可。

3.中药治疗

主要为活血化瘀、清热解毒,如用银翘解毒汤、清营汤、安宫牛黄丸、紫雪丹等。

4.手术治疗

(1)经药物治疗 48～72 小时,体温持续不降,肿块增大,出现肠梗阻、脓肿破裂或中毒症状时,应及时行手术处理。年轻妇女要考虑保留卵巢功能,对体质衰弱的患者,手术范围需根据具体情况决定。如为盆腔脓肿,可在 B 超、CT 等影像检查引导下经腹部或阴道切开排脓,也可在腹腔镜下行盆腔脓肿切开引流,同时注入抗生素。

(2)输卵管脓肿、卵巢脓肿,经保守治疗病情好转,肿物局限,也可行手术切除肿物。

(3)脓肿破裂,患者出现腹部剧痛,伴高热、寒战,恶心、呕吐,腹胀、拒按等情况时应立即剖腹探查。

## 四、盆腔结缔组织炎

### (一)急性盆腔结缔组织炎

1.概述

盆腔结缔组织是腹膜外的组织,位于盆腔腹膜的后方,子宫两侧及膀胱前间隙处,这些部位的结缔组织间并无明显的界限。急性盆腔结缔组织炎是指盆腔结缔组织初发的炎症,不是继发于输卵管、卵巢的炎症,是初发于子宫旁的结缔组织,然后再扩展至其他部位。

本病多由于分娩或剖宫产时子宫颈或阴道上端的撕裂,困难的子宫颈扩张术时子宫颈裂伤,经阴道的子宫全切除术时阴道残端周围的血肿,以及人工流产术中误伤子宫和子宫颈侧壁等情况时细菌侵入发生感染。

本病的常见病原体多为链球菌、葡萄球菌、大肠埃希菌、厌氧菌、淋球菌、衣原体、支原体等。

2.病理表现

发生急性盆腔结缔组织炎后,局部组织出现肿胀、充血,并有多量白细胞及浆细胞浸润。炎症初起时多位于生殖器官受到损伤的部位,如自子宫颈部的损伤浸润至子宫颈一侧盆腔结缔组织,逐渐可蔓延至盆腔对侧的结缔组织及盆腔的前半部分。病变部分易化脓,形成大小不等的脓肿,如未能及时控制,炎症可通过淋巴向输卵管、卵巢或髂窝处扩散,由于盆腔结缔组织与盆腔内血管接近,可引起盆腔血栓性静脉炎。如阔韧带内已形成脓肿未及时切开引流,脓肿可向阴道、膀胱、直肠破溃,高位的脓肿也可向腹腔破溃引起弥漫性腹膜炎,脓毒血症使病情急剧恶化,但引流通畅后,炎症可逐渐消失。如排脓不畅,也可引起发生长期不愈的窦道。

3.临床表现

炎症初期患者可有高热,下腹痛,体温可为 39～40 ℃,下腹痛多与急性输卵管卵巢炎相似。如病史中在发病前曾有全子宫切除术、剖宫产术时有单侧壁或双侧壁损伤,诊断更易。如已形成脓肿,除发热、下腹痛外,常见有直肠、膀胱压迫症状如便意频数、排便痛、恶心、呕吐、尿频、尿痛等症状。

妇科检查在发病初期,子宫一侧或双侧有明显的压痛与边界不明显的增厚感,增厚可达盆壁,子宫略大,活动差,压痛,一侧阴道或双侧阴道穹隆可触及包块,包块上界常与子宫底平行,触痛明显。如已形成脓肿则因脓液向下流入子宫后方,阴道后穹隆常可触及较软的包块,且触痛明显。

4.诊断要点

根据病史、临床症状及妇科检查所见诊断不难,但需作好鉴别诊断。

(1)输卵管妊娠破裂:有停经史、下腹痛突然发生,面色苍白,急性病容,腹部有腹膜刺激症状,阴道出血少量、尿 HCCT(+)、后穹隆穿刺为血液。

(2)卵巢囊肿蒂扭转:有突发的一侧性下腹痛,有或无肿瘤史,有单侧腹膜刺激症状,触痛明显,妇科检查子宫一侧触及肿物及触痛,无停经史。

(3)急性阑尾炎:疼痛缓慢发生,麦氏点有触痛,妇科检查无阳性所见。

5.治疗方案

与急性输卵管卵巢炎同。

(1)抗生素治疗:可用广谱抗生素如青霉素、头孢菌素、氨基糖苷类抗生素、林可霉素、克林霉素、多西环素及甲硝唑等。待细菌药物敏感试验出结果后,改用敏感的抗生素。

(2)手术治疗:急性盆腔结缔组织炎,轻症者一般不做手术治疗,以免炎症扩散或出血,但有些情况需手术处理。①子宫腔内残留组织伴阴道出血:首先应积极抗炎,如无效或出血较多时,在用药物控制感染的同时,用卵圆钳清除子宫腔内容物,而避免做刮宫术。②子宫穿孔:如无肠管损伤及内出血,可不必剖腹修补。③子宫腔积脓:应扩张子宫口使脓液引流通畅。④已形成脓肿者:根据脓肿的部位采取切开排脓手术,如系接近腹股沟韧带的脓肿,应等待脓肿扩大后再切开;如脓肿位于阴道一侧则应自阴道切开,尽量靠近中线,以免损伤输尿管或子宫动脉。

### (二)慢性盆腔结缔组织炎

1.概述

慢性盆腔结缔组织炎多由于急性盆腔结缔组织炎治疗不彻底,或患者体质较差,炎症迁延而成慢性。由于子宫颈的淋巴管直接与盆腔结缔组织相通,故也可因慢性子宫颈炎发展至盆腔结缔组织炎。

2.病理表现

本病的病理变化多为盆腔结缔组织由充血,肿胀,转为纤维组织,增厚、变硬的瘢痕组织,与盆壁相连,子宫被固定不能活动,或活动受限,子宫常偏于患侧的盆腔结缔组织。

3.临床表现

轻度慢性盆腔结缔组织炎,一般多无症状,偶尔于身体劳累时有腰痛,下腹坠痛,重度者可有较严重的下腹坠痛,腰酸痛及性交痛。妇科检查,子宫多呈后倾后屈位,三合诊时触及宫骶韧带增粗呈索条状,有触痛,双侧宫旁组织肥厚,有触痛,如为一侧性者可触及子宫变位,屈向于患侧,如已形成冰冻骨盆,则子宫的活动完全受到限制。

4.诊断要点

根据有急性盆腔结缔组织炎史、临床症状与妇科检查,诊断不难,但需与子宫内膜异位症、结核性盆腔炎、卵巢癌及陈旧性异位妊娠等鉴别。

(1)子宫内膜异位症:多有痛经史,且进行性加重。妇科检查可能触及子宫骶韧带处有触痛结节,或子宫两侧有包块,B超及腹腔镜检查有助于诊断。

(2)结核性盆腔炎:多有其他脏器结核史,腹痛常为持续性,腹胀,偶有腹部包块,有时有闭经史,可同时伴子宫内膜结核,X线检查下腹部可见钙化灶,包块位置较慢性盆腔结缔组织炎高。

(3)卵巢癌:包块多为实质性,较硬,表面不规则,常有腹水,患者一般情况差,晚期患者有下腹痛,诊断时有困难,B超、腹腔镜检查、肿瘤标志物及病理活组织检查有助于诊断。

(4)陈旧性异位妊娠:多有闭经史及阴道出血,下腹痛偏于患侧,妇科检查子宫旁有境界不清的包块,触痛,B超及腹腔镜检查有助于诊断。

5.治疗方案

需积极治疗慢性子宫颈炎及急性盆腔结缔组织炎。慢性子宫颈炎的治疗包括物理治疗如超短波、激光、微波,中波直流电离子透入紫外线等。对慢性盆腔结缔组织炎可用物理治疗,以减轻疼痛。对急性盆腔结缔组织炎需积极彻底治疗,不使病原体潜伏于体内。应用抗生素治疗可取得一定的疗效,与物理治疗合用效果较好。慢性盆腔结缔组织炎经治疗后症状可减轻,但易复发,如月经期后、性交后及过度体力劳动后。

### 五、女性生殖器结核

#### (一)概述

由人型结核杆菌侵入机体后在女性生殖器引起的炎症性疾病称为女性生殖器结核,常继发于肺、肠、肠系膜淋巴结、腹膜等器官的结核,也有少数患者继发于骨、关节结核,多数患者在发现生殖器结核时原发病灶已愈。结核杆菌首先侵犯输卵管,然后下行传播至子宫内膜和卵巢,很少侵犯子宫颈,阴道及外阴结核更属罕见。由于本病病程缓慢,症状不典型,易被忽视。

#### (二)传播途径

生殖器结核是全身结核的一种表现,一般认为是继发性感染,主要来源于肺或腹膜结核。传播途径可有以下几种。

**1.血行传播**

最为多见。结核杆菌一般首先感染肺部,短时间即进入血液循环,传播至体内其他器官,包括生殖器官。有研究发现,肺部原发感染发生在月经初期时结核菌通过血行播散可被单核-吞噬细胞系统清除,但在输卵管内可形成隐性传播灶,处于静止状态可为1~10年,直至机体免疫功能低下时细菌重新激活发生感染。青春期时生殖器官发育,血供较为丰富,结核菌易借血行传播。

**2.淋巴传播**

较少见。多为逆行传播,如肠结核通过淋巴管逆行传播至生殖器官。

**3.直接蔓延**

结核性腹膜炎和肠系膜淋巴结核可直接蔓延到输卵管。腹膜结核与输卵管结核常并存,平均占生殖器结核的50%,两处结核病灶可通过直接接触相互传染。

**4.原发性感染**

极为少见。一般多为男性附睾结核的结核菌通过性交传染给女性。

#### (三)病理表现

女性生殖器结核绝大多数首先感染输卵管,其次为子宫内膜、卵巢、子宫颈、阴道及外阴。

1.输卵管结核

输卵管结核占90%～100%。多为双侧性。典型病变输卵管黏膜皱襞可有广泛的肉芽肿反应及干酪样坏死,镜下可见结核结节。由于感染途径不同,结核性输卵管炎初期大致有3种类型。

(1)结核性输卵管周围炎:输卵管浆膜面充血、肿胀,见散在黄白色粟米状小结节,可与周围器官广泛粘连,常为盆腔腹膜炎或弥漫性腹膜炎的一部分。可能出现少量腹水。

(2)结核性输卵管间质炎:由血行播散而来。输卵管黏膜下层或肌层最先出现散在小结节,后波及黏膜和浆膜。

(3)结核性输卵管内膜炎:多由血行播散所致,继发于结核性腹膜炎者较少见,结核杆菌可由输卵管伞端侵入。输卵管黏膜首先受累,发生溃疡和干酪样坏死,病变以输卵管远端为主,伞端黏膜肿胀,黏膜皱襞相互粘连,伞端可外翻呈烟斗状但并不一定闭锁。

输卵管结核随病情发展可有两种类型。①增生粘连型:较多见,此型病程进展缓慢,临床表现多不明显。输卵管增粗僵直,伞端肿大开放呈烟斗状,但管腔可发生狭窄或阻塞。切面可在黏膜及肌壁找到干酪样结节,慢性病例可见钙化灶。当病变扩展到浆膜层或整个输卵管被破坏后,可有干酪样物质渗出,随后肉芽组织侵入,使输卵管与邻近器官如卵巢、肠管、肠系膜、膀胱和直肠等广泛紧密粘连,形成难以分离的实性肿块,如有积液则形成包裹性积液。②渗出型:此型病程急性或亚急性。渗出液呈草黄色,澄清,为浆液性,偶可见血性液体,量多少不等。输卵管管壁有干酪样坏死,黏膜有粘连,管腔内有干酪样物质潴留而形成输卵管积脓。与周围器官可无粘连而活动,易误诊为卵巢囊肿。较大的输卵管积脓可波及卵巢而形成结核型输卵管卵巢脓肿。

2.子宫内膜结核

子宫内膜结核占50%～60%。多由输卵管结核扩散而来。由于子宫内膜有周期性脱落而使内膜结核病灶随之排出,病变多局限于子宫内膜,早期呈散在粟粒样结节,极少数严重者病变侵入肌层。子宫体大小正常或略小,外观无异常。刮取的子宫内膜镜下可见结核结节,严重者出现干酪样坏死。典型的结核结节中央为1～2个巨细胞,细胞呈马蹄状排列,周围有类上皮细胞环绕,外侧有大量淋巴细胞和浆细胞浸润。子宫内膜结核结节的特点是结核结节周围的腺体对卵巢激素反应不敏感,表现为持续性增生或分泌不足。严重的内膜结核可出现干酪样坏死而呈表浅的溃疡,致使内膜大部分或全部被破坏,以后还可形成瘢痕,内膜的功能全部丧失而发生闭经。子宫内膜为干酪样组织或形成溃疡时可形成子宫腔积脓;全部为干酪样肉芽肿样组织时可出现恶臭的浆液性白带,需排除子宫内膜癌。

**3.卵巢结核**

卵巢结核占 20%～30%。病变多由输卵管结核蔓延而来,多为双侧性,卵巢表面可见结核结节或干酪样坏死或肉芽肿。卵巢虽与输卵管相邻较近,但因有白膜包裹而较少受累,常仅有卵巢周围炎。若由血行传播引起的感染可在卵巢深层间质中形成结节,或发生干酪样坏死性脓肿。

**4.子宫颈结核**

子宫颈结核占 5%～15%。常由子宫内膜结核下行蔓延形成,或经血行淋巴播散而来。肉眼观病变呈乳头状增生或溃疡型而不易与子宫颈癌鉴别,确诊需经病理组织学检查。子宫颈结核一般有 4 种类型:溃疡型、乳头型、间质型和子宫颈黏膜型。

**5.外阴、阴道结核**

外阴、阴道结核占 1%。多自子宫和子宫颈向下蔓延而来或血行传播。病灶表现为外阴和阴道局部单个或数个表浅溃疡,久治不愈可形成窦道。

**(四)临床表现**

**1.病史**

病史对本病的诊断极为重要。需详细询问家族结核史、本人结核接触史及本人生殖器以外脏器结核史,生殖器结核患者中约有 1/5 的患者有结核家族史。

**2.症状**

患者的临床症状多为非特异性的。不少患者无不适主诉,而有的则症状严重。

(1)月经失调:为女性生殖器结核较常见的症状,与病情有关。早期患者因子宫内膜充血或形成溃疡而表现为月经量过多、经期延长或不规则阴道出血,易被误诊为功能失调性子宫出血。多数患者就诊时发病已久,此时子宫内膜已遭受不同程度的破坏,表现为月经量过少,甚至闭经。

(2)下腹坠痛:盆腔炎症和粘连,结核性输卵管卵巢脓肿等均可引起不同程度的下腹坠痛,经期尤甚。

(3)不孕:输卵管结核患者输卵管管腔可狭窄、阻塞,黏膜纤毛丧失或粘连,输卵管间质发生炎症者输卵管蠕动异常,输卵管失去正常功能而导致不孕。子宫内膜结核是引起不孕的另一主要原因。在原发性不孕患者中,生殖器结核常为主要原因之一。

(4)白带增多：多见于合并子宫颈结核者，尤其当合并子宫颈炎时，分泌物可呈脓性或脓血性，组织脆，有接触性出血，易误诊为癌性溃疡。

(5)全身症状：可有疲劳、消瘦、低热、盗汗、食欲下降或体重减轻等结核的一般症状。无自觉症状的患者临床也不少见。有的患者可仅有低热，尤其在月经期比较明显，每次经期低热是生殖器结核的典型临床表现之一。生殖器结核常继发于肺、脑膜、肠和泌尿系统等脏器的结核，因而可有原发脏器结核的症状，如咯血、胸痛、血尿等。

3.体征

因病变部位、程度和范围不同而有较大差异。部分患者妇科检查子宫因粘连而活动受限，双侧输卵管增粗，变硬，如索条状。严重患者妇科检查可扪及盆腔包块，质硬，不规则，与周围组织广泛粘连，活动差，无明显触痛。包裹性积液患者可扪及囊性肿物，颇似卵巢囊肿。生殖器结核与腹膜结核并存患者腹部可有压痛，腹部触诊腹壁揉面感，腹水征阳性。个别患者于子宫旁或子宫直肠窝处扪及小结节，易误诊为盆腔子宫内膜异位症或卵巢恶性肿瘤。生殖器结核患者常有子宫发育不良，子宫颈结核患者窥阴器检查时可见子宫颈局部乳头状增生或小溃疡形成。

(五)诊断要点

症状、体征典型的患者诊断多无困难，多数因无明显症状和体征极易造成漏诊或误诊。有些患者仅因不孕行诊断性刮宫，经病理组织学检查才证实为子宫内膜结核。如有以下情况应首先考虑生殖器结核可能：①有家族性结核史，既往有结核接触史，或本人曾患肺结核、胸膜炎和肠结核者。②不孕伴月经过少或闭经，有下腹痛等症状，或盆腔有包块者。③未婚妇女，无性接触史，主诉低热、盗汗、下腹痛和月经失调，肛门指诊盆腔附件区增厚有包块者。④慢性盆腔炎久治不愈者。

由于本病患者常无典型临床表现，需依靠辅助诊断方法确诊。常用的辅助诊断方法有以下几种。

1.病理组织学检查

盆腔内见粟粒样结节或干酪样物质者一般必须做诊断性刮宫。对不孕及可疑患者也应取子宫内膜做病理组织学检查。诊刮应在月经来潮后 12 小时之内进行，因此时病变表现较为明显。刮宫时应注意刮取两侧子宫角内膜，因子宫内膜结核多来自输卵管，使病灶多首先出现在子宫腔两侧角。刮出的组织应全部送病理检查,最好将标本做系统连续切片,以免漏诊。如在切片中找到典型的结核结节即可确诊。子宫内膜有炎性肉芽肿者应高度怀疑内膜结核。无结核性病变但有巨细胞体系存在也不能否认结核的存在。可疑患者需每隔 2～3 个月复查,如 3 次内膜检查均阴性者可认为无子宫内膜结核存在。因诊刮术有引起结核扩散的危险性,术前、术后应使用抗结核药物预防性治疗。其他如子宫颈、阴道、外阴等病灶也须经病理组织学检查才能明确诊断。

2.结核杆菌培养、动物接种

取经血、刮取的子宫内膜、子宫颈分泌物、子宫腔分泌物、盆腔包块穿刺液或盆腔包裹性积液等做培养,到 2 个月时检查有无阳性结果。或将这些物质接种于豚鼠腹壁皮下,6～8 周后解剖检查,如在接种部位周围的淋巴结中找到结核杆菌即可确诊。如果结果为阳性,可进一步做药物敏感试验以指导临床治疗。经血培养(取月经第 1 天的经血 6～8 mL)可避免刮宫术引起的结核扩散,但阳性率较子宫内膜细菌学检查为低。一般主张同时进行组织学检查、细菌培养和动物接种,可提高阳性确诊率。本法有一定技术条件要求,而且需时较长,尚难推广使用。

3.X 线检查

(1)胸部 X 线摄片:必要时还可做胃肠系统和泌尿系统 X 线检查,以便发现其原发病灶。但许多患者在发现生殖器结核时其原发病灶往往已经愈合,而且不留痕迹,故 X 线片阴性并不能排除盆腔结核。

(2)腹部 X 线摄片:如显示孤立的钙化灶,提示曾有盆腔淋巴结结核。

(3)子宫输卵管碘油造影:子宫输卵管碘油造影对生殖器结核的诊断有一定的价值。其显影特征:①子宫腔形态各不相同,可有不同程度的狭窄或变形,无刮宫或流产病史者边缘也可呈锯齿状。②输卵管管腔有多发性狭窄,呈典型的串珠状或细小僵直状。③造影剂进入子宫壁间质、宫旁淋巴管或血管时应考虑有子宫内膜结核。④输卵管壶腹部与峡部间有梗阻,并伴有碘油进入物卵管间质中的灌注缺损。⑤相当于输卵管、卵巢和盆腔淋巴结部位有多数散在粟粒状透亮斑点阴影,似钙化灶。子宫输卵管碘油造影有可能将结核菌或干酪样物质带入盆腹腔,甚至造成疾病扩散而危及生命,因此应严格掌握适应证。输卵管有积脓或其他疾病时不宜行造影术。造影前后应给予抗结核药物,以防病情加重。造影适宜时间在经净后 2～3 天。

4.腹腔镜检查

腹腔镜检查在诊断妇女早期盆腔结核上较其他方法更有价值。对于宫内膜组织病理学和细菌学检查阴性的患者可行腹腔镜检查。镜下观察子宫和输卵管的浆膜面有无粟粒状结节,输卵管周围有无膜状粘连,以及输卵管卵巢有无肿块等,同时可取可疑病变组织做活检,并取后穹隆液体做结核菌培养等。

5.聚合酶链反应检测

经血或组织中结核杆菌特异的荧光聚合酶链反应定量测定可对疾病作出迅速诊断,但判断结果时要考虑病程。

6.血清CA125值测定

晚期腹腔结核患者血清CA125水平明显升高。伴或不伴腹水的腹部肿块患者血清CA125值异常升高也应考虑结核的可能,腹腔镜检查结合组织活检可明确诊断,以避免不必要的剖腹手术。血清CA125值的检测还可用于监测抗结核治疗的疗效。

7.宫腔镜检查

宫腔镜检查可直接发现子宫内膜结核病灶,并可在直视下取活组织做病理检查。但有可能使结核扩散,且因结核破坏所致的子宫腔严重粘连变形可妨碍观察效果,难以与外伤性子宫腔粘连鉴别,故不宜作为首选。如必须借助宫腔镜诊断,镜检前应排除有无活动性结核,并应进行抗结核治疗。宫腔镜下可见子宫内膜因炎症反应而充血发红,病灶呈黄白色或灰黄色。轻度病变子宫内膜高低不平,表面可附着粟粒样白色小结节;重度病变子宫内膜为结核破坏,致子宫腔粘连,形态不规则,腔内可充满杂乱、质脆的息肉状突起,瘢痕组织质硬,甚至形成石样钙化灶,难以扩张和分离。

8.其他检查

如结核菌素试验、血常规、血沉和血中结核抗体检测等,但这些检查对病变部位无特异性,仅可作为诊断的参考。

(六)治疗方案

1.一般治疗

增强机体抵抗力及免疫力对治疗有一定的帮助。活动性结核患者,应卧床休息,至少休息3个月。当病情得到控制后,可从事部分较轻工作,但需注意劳逸结合,加强营养,适当参加体育活动,增强体质。

2.抗结核药物治疗

(1)常用的抗结核药物:理想的抗结核药物具有杀菌、灭菌或较强的抑菌作用,毒性低,不良反应小,不易产生耐药菌株,价格低廉,使用方便,药源充足;经口服或注射后药物能在血液中达到有效浓度,并能渗入吞噬细胞、腹膜腔或脑脊液内,疗效迅速而持久。

目前常用的抗结核药物分为 4 类：①对细胞内外菌体效力相仿者，如利福平、异烟肼、乙硫异烟胺和环丝氨酸等。②细胞外作用占优势者，如链霉素、卡那霉素、卷曲霉素和紫霉素等。③细胞内作用占优势者，如吡嗪酰胺。④抑菌药物，如对氨基水杨酸钠、乙胺丁醇和氨硫脲等。

链霉素、异烟肼和对氨基水杨酸钠称为第一线药物；其他各药称为第二线药物。临床上一般首先选用第一线药物，在第一线药物产生耐药菌株或因毒性反应患者不能耐受时则可换用 1～2 种第二线药物。

常用的抗结核药物如下。

异烟肼具有杀菌力强、可以口服、不良反应小、价格低廉等优点。结核杆菌对本药的敏感性很易消失，故多与其他抗结核药物联合使用。其作用机制主要是抑制结核菌脱氧核糖核酸（DNA）的合成，并阻碍细菌细胞壁的合成。口服后吸收快，渗入组织杀灭细胞内外代谢活跃或静止的结核菌，局部病灶药物浓度也相当高。剂量：成人口服一次 0.1～0.3 g，1 天 0.2～0.6 g；静脉用药一次 0.3～0.6 g，加 5% 葡萄糖注射液或等渗氯化钠注射液 20～40 mL 缓慢静脉注射，或加入 250～500 mL 液体中静脉滴注；局部（子宫腔内、子宫直肠窝或炎性包块内）用药一次 50～200 mg；也可每天 1 次 0.3 g 顿服或 1 周 2 次，1 次 0.6～0.8 g 口服，以提高疗效并减少不良反应。本药常规剂量很少发生不良反应，大剂量或长期使用时可见周围神经炎、中枢神经系统中毒（兴奋或抑制）、肝脏损害（血清丙氨酸氨基转移酶升高）等。异烟肼急性中毒时可用大剂量维生素 $B_6$ 对抗。用药期间注意定期检查肝功能。肝功能不良、有精神病和癫痫史者慎用。本品可加强香豆素类抗凝药、某些抗癫痫药、降压药、抗胆碱药、三环抗抑郁药等的作用，合用时需注意。抗酸药尤其是氢氧化铝可抑制本品吸收，不宜同时服用。

利福平是广谱抗生素。其杀灭结核菌的机制在于抑制菌体的 RNA 聚合酶，阻碍 mRNA 合成。对细胞内、外代谢旺盛及偶尔繁殖的结核菌均有作用，常与异烟肼联合应用。剂量：成人每天 1 次，空腹口服 0.45～0.6 g。本药不良反应轻微，除消化道不适、流感综合征外，偶有短暂性肝功能损害。与 INH、PAS 联合使用可加强肝毒性。用药期间检查肝功能，肝功能不良者慎用。长期服用本品可降低口服避孕药的作用而导致避孕失败。服药后尿、唾液、汗液等排泄物可呈橘红色。

链霉素为广谱氨基糖苷类抗生素，对结核菌有杀菌作用。其作用机制在于干扰结核菌的酶活性，阻碍蛋白合成。对细胞内的结核菌作用较小。剂量：成人每天 0.75～1.0 g，1 次或分 2 次肌内注射，50 岁以上或肾功能减退者用 0.5～

0.75 g。间歇疗法每周 2 次,每次肌内注射 1 g。本药毒副作用较大,主要为第 Ⅷ 对脑神经损害,表现为眩晕、耳鸣、耳聋等,严重者应及时停药;对肾脏有轻度损害,可引起蛋白尿和管型尿,一般停药后可恢复,肾功能严重减损者不宜使用;其他变态反应有皮疹、剥脱性皮炎和药物热等,过敏性休克较少见。单独用药易产生耐药性。

吡嗪酰胺能杀灭吞噬细胞内酸性环境中的结核菌。剂量:35 mg/(kg·d),分 3~4 次天服。不良反应偶见高尿酸血症、关节痛、胃肠不适和肝损害等。

乙胺丁醇:对结核菌有抑菌作用,与其他抗结核药物联用时可延缓细菌对其他药物产生耐药性。剂量为每次 0.25 g,每天 0.5~0.75 g,也可开始 25 mg/(kg·d),分 2~3 次口服,8 周后减量为 15 mg/(kg·d),分 2 次给予;长期联合用药方案中,可 1 周 2 次,每次 50 mg/kg。不良反应甚少为其优点,偶有胃肠不适。剂量过大或长期服用时可引起球后神经炎、视力减退、视野缩小和中心盲点等,一旦停药多能缓慢恢复。与 RFP 合用有加强视力损害的可能。糖尿病患者须在血糖控制基础上方可使用,已发生糖尿病性眼底病变者慎用本品。

对氨基水杨酸钠为抑菌药物。其作用机制可能在结核菌叶酸的合成过程中与对氨苯甲酸竞争,影响结核菌的代谢。与链霉素、异烟肼或其他抗结核药联用可延缓对其他药物发生耐药性。剂量:成人每天 8~12 g,每次 2~3 g 口服;静脉用药每天 4~12 g(从小剂量开始),以等渗氯化钠或 5% 葡萄糖液溶解后避光静脉滴注,5 小时内滴完,1 个月后仍改为口服。不良反应有食欲减退、恶心、呕吐和腹泻等,饭后服用或与碳酸氢钠同服可减轻症状。忌与水杨酸类同服,以免胃肠道反应加重和导致胃溃疡。肝肾功能减退者慎用。能干扰 RFP 的吸收,两者同用时给药时间最好间隔 6~8 小时。

(2)用药方案:了解抗结核药物的作用机制并结合药物的不良反应是选择联合用药方案的重要依据。

长程标准方案:采用 SM、INH 和 PAS 三联治疗,疗程 1.5~2 年。治愈标准为病变吸收,处于稳定而不再复发。但因疗程长,部分患者由于症状消失而不再坚持正规用药导致治疗不彻底,常是诱发耐药变异菌株的原因。治疗方案为开始 2 个月每天用 SM、INH 和 PAS,以后 10 个月用 INH 和 PAS;或 2 个月用 SM、INH 和 PAS,3 个月每周用 SM2 次,每天用 INH 和 PAS,7 个月用 INH 和 PAS。

短程方案:与长程标准方案对照,减少用药时间和药量同样可达到治愈效果。近年来倾向于短程方案,以达到疗效高、毒性低和价格低廉的目的。短程治疗要求:①必须含两种或两种以上杀菌剂。②INH 和 RFP 为基础,并贯穿疗程始末。③不加抑菌剂,但 EMB 例外,有 EMB 时疗程应为 9 个月。治疗方案有:前 2 个月每天口服 SM、INH、RFP 和 PZA,然后每天用 INH、RFP 和 EMB 4 个月;每天用 SM、INH、RFP 和 PZA 2 个月,然后 6 个月每周 3 次口服 INH、RFP 和 EMB;每天给予 SM、INH 和 RFP 2 个月,然后每周 2 次给予 SM、INH 和 RFP 2 个月,再每周 2 次给予 SM、INH5 个月,每天给予 SM、INH、RFP 和 PZA 治疗 2 个月,以后 4～6 个月用氨硫脲(T)和 INH。

(3)抗结核药物用药原则:①早期用药。早期结核病灶中结核杆菌代谢旺盛,局部血供丰富,药物易杀灭细菌。②联合用药。除预防性用药外,最好联合用药,其目的是取得各种药物的协同作用,并降低耐药性。③不宜同时给予作用机制相同的药物。④选择对细胞内和细胞外均起作用的药物,如 INH、RFP、EMB。⑤使用不受结核菌所处环境影响的药物,如 SM 在碱性环境中起作用,在酸性环境中不起作用;PZA 则在酸性环境中起作用。⑥须考虑抗结核药物对同一脏器的不良影响,如 RFP、INH、乙硫异烟胺等对肝功能均有影响,联合使用时应注意检测血清谷丙转氨酶。⑦规则用药。中断用药是治疗失败的主要原因,可使细菌不能被彻底消灭,反复发作,出现耐药。⑧适量用药。剂量过大会增加不良反应;剂量过小则达不到治疗效果。⑨全程用药。疗程的长短与复发率密切相关,坚持合理全程用药,可降低复发率。⑩宜选用杀菌力强、安全性高的药物,如 INH、RFP 的杀菌作用不受各种条件影响,疗效高;SM、PZA 的杀菌作用受结核菌所在环境影响,疗效较差。

### 3.免疫治疗

结核病病程中可引起 T 细胞介导的免疫应答,也有 I 型超敏反应。结核患者处于免疫紊乱状态,细胞免疫功能低下,而体液免疫功能增强,出现免疫功能严重失调,对抗结核药物的治疗反应迟钝,往往单纯抗结核药物治疗疗效不佳。辅助免疫调节剂可及时调整机体的细胞免疫功能,提高治愈率,减少复发率。常用的结核免疫调节剂有以下几种。

(1)卡提素(PNS):PNS 是卡介苗的菌体热酚乙醇提取物,含 BCG 多糖核酸等 10 种免疫活性成分,具有提高细胞免疫功能及巨噬核酸功能,使 T 细胞功能恢复,提高 $H_2O_2$ 的释放及自杀伤细胞的杀菌功能。常用 PNS 1 mg 肌内注射,每周 2 次。与 INH、SM、RFP 并用作为短程化疗治疗初活动性肺结核。

(2)母牛分枝杆菌菌苗:其作用机制一是提高巨噬细胞产生 NO 和 $H_2O_2$ 的水平杀灭结核菌,二是抑制变态反应。每 3～4 周深部肌内注射 1 次,0.1～

0.5 mg,共用 6 次,并联合抗结核药物治疗初始和难治性肺结核,可缩短初治肺结核的疗程,提高难治性结核病的治疗效果。

(3)左旋咪唑:主要通过激活免疫活性细胞,促进淋巴细胞转化产生更多的活性物质,增强单核-吞噬细胞系统的吞噬能力,故对结核患者治疗有利,但对正常机体影响并不显著。LMS 作为免疫调节剂治疗某些难治性疾病已被临床日益重视。LMS 一般联合抗结核药物辅助治疗初始肺结核。150 mg/d,每周连服 3 天,同时每天抗结核治疗,疗程 3 个月。

(4)干扰素 γ:可使巨噬细胞活化产生 NO,从而抑制或杀灭分枝杆菌。常规抗结核药物无效的结核患者在加用干扰素 γ 后可以缓解临床症状。$25\sim50~\mu g/m^2$,皮下注射,每周 2 次或 3 次。作为辅助药物治疗难治性播散性分枝杆菌感染的用量为 $50\sim100~\mu g/m^2$,每周至少 3 次。不良反应有发热、寒战、疲劳、头痛,但反应温和而少见。

4.耐药性结核病的治疗

耐药发生的结果必然是近期治疗失败或远期复发。一般结核杆菌对 SM、卡那霉素、紫霉素有单相交叉耐药性,即 SM 耐药的结核杆菌对卡那霉素和紫霉素敏感,对卡那霉素耐药者对 SM 也耐药,但对紫霉素敏感,对紫霉素耐药者则对 SM、卡那霉素均耐药。临床上应按 SM、卡那霉素、紫霉素的顺序给药。

初治患者原始耐药不常见,一般低于 2%,主要是对 INH 和/或 SM 耐药,而对 RFP、PZA 或 EMB 耐药者很少见。用药前最好做培养和药物敏感试验,以便根据结果调整治疗方案,要保证对 2~3 种药敏感。如果患者为原发耐药,必须延长治疗时间,才能达到治疗目的。怀疑对 INH 和/或SM 有原发耐药时,强化阶段应选择 INH、RFP、PZA 和 EMB,巩固阶段则用 RFP 和 EMB 治疗。继发耐药是最大也是最难处理的耐药形式,一般是由于药物联合不当、药物剂量不足、用药不规则、中断治疗或过早停药等原因引起。疑有继发耐药时,选用化疗方案前一定要做培养和药物敏感试验。如果对 INH、RFP、PZA 和 EMB 等多药耐药,强化阶段应选用 4~5 种对细菌敏感的药物,巩固阶段至少用 3 种药物,总疗程 24 个月。为防止出现进一步耐药,必须执行短程化疗法。

5.手术治疗

(1)手术适应证:①输卵管卵巢脓肿经药物治疗后症状减退,但肿块未消失,患者自觉症状反复发作。②药物治疗无效,形成结核性脓肿者。③已形成较大的包裹性积液。④子宫内膜广泛破坏,抗结核药物治疗无效。⑤结核性腹膜炎合并腹水者,手术治疗联合药物治疗有利于腹膜结核的痊愈。

(2)手术方法:手术范围应根据年龄和病灶范围决定。由于患者多系生育年龄妇女,必须手术治疗时也应考虑保留患者的卵巢功能。如患者要求保留月经来潮,可根据子宫内膜结核病灶已愈的情况予以保留子宫。对于输卵管和卵巢已形成较大的包块并无法分离者可行子宫附件切除术。盆腔结核导致的粘连多,极为广泛和致密,以致手术分离困难,若勉强进行可造成不必要的损伤,手术者应及时停止手术,术后抗结核治疗 3~6 个月,必要时进行二次手术。

(3)手术前后和手术时用药:一般患者在术前已用过 1 个疗程的化疗。手术如行子宫双侧附件切除者,除有其他脏器结核尚需继续正规药物治疗外,一般术后只需再予以药物治疗一个月左右即可。如果术前诊断未明确,术中发现结核病变,清除病灶引流通畅,术中可予 4~5 g SM 腹腔灌注,术后正规抗结核治疗。

6.预防生殖器结核多为继发感染,

原发病灶以肺最常见,预防措施与肺结核相同。加强防痨的宣传教育,增加营养,增强体质。加强儿童保健,防痨组织规定:体重在 2 200 g 以上的新生儿出生 24 小时后即可接种卡介苗;体重不足 2 200 g 或出生后未接种卡介苗者,3 个月内可补种;出生 3 个月后的婴儿需先做结核菌素试验,阴性者可给予接种。青春期少女结核菌素试验阴性者应行卡介苗接种。

生殖器结核患者的阴道分泌物和月经血内可有结核菌存在,应加强隔离,避免传染给接触者。

# 第四章

# 女性盆底功能障碍

# 第一节　子　宫　损　伤

## 一、子宫穿孔

子宫穿孔多发生于流产刮宫,特别是钳刮人工流产手术时,但诊断性刮宫、安放和取出子宫腔内节育器(intrauterine device,IUD)均可导致子宫穿孔。

### (一)病因

#### 1.术前未做盆腔检查或判断错误

刮宫术前未做盆腔检查或对子宫位置、大小判断错误,即盲目操作,是子宫穿孔的常见原因之一,特别是当子宫前屈或后屈,而探针,吸引头或刮匙放入的方向与实际方向相反时,最易发生穿孔。双子宫或双角子宫畸形患者,早孕时勿在未孕侧操作,也易导致穿孔。

#### 2.术时不遵守操作常规或动作粗暴

初孕妇子宫颈内口较紧,强行扩宫,特别是跳号扩张子宫颈时,可能发生穿孔。此外,如在子宫腔内粗暴操作,过度搔刮或钳夹子宫某局部区域,均可引起穿孔。

#### 3.子宫病变

以往有子宫穿孔史、反复多次刮宫史或剖宫产后瘢痕子宫患者,当再次刮宫时均易发生穿孔。子宫绒癌或子宫内膜癌累及深肌层者,诊断性刮宫或宫腔镜检查时,可导致或加速其穿孔或破裂。

#### 4.萎缩子宫

当体内雌激素水平低落,如产后子宫过度复旧或绝经后,子宫往往小于正常,且其肌层组织脆弱、肌张力低,探针很容易直接穿透宫壁,甚至可将 IUD 直接放入腹腔内。

5.强行取出嵌入肌壁的 IUD

IUD 已嵌入子宫肌壁,甚至部分已穿透宫壁时,如仍强行经阴道取出,有引起子宫穿孔的可能。

**(二)临床表现**

绝大多数子宫穿孔均发生在人工流产手术,特别是大月份钳刮手术时。子宫穿孔的临床表现可因子宫原有状态、引起穿孔的器械大小、损伤的部位和程度,以及是否并发其他内脏损伤而有显著不同。

1.探针或 IUD 穿孔

凡探针穿孔,由于损伤小,一般内出血少,症状不明显,检查时除可能扪及宫底部有轻压痛外,余无特殊发现。产后子宫萎缩,在安放 IUD 时,有时可穿透宫壁将其直接放入腹腔而未察觉,直至以后 B 超随访 IUD 或试图取出 IUD 失败时方始发现。

2.卵圆钳、吸管穿孔

卵圆钳或吸管所致穿孔的孔径较大,特别是当穿孔后未及时察觉仍反复操作时,常伴急性内出血。穿孔发生时患者往往突发剧痛。腹部检查,全腹均有压痛和反跳痛,以下腹部最为明显,但肌紧张多不显著,如内出血少,移动性浊音可为阴性。妇科检查子宫颈举痛和子宫体压痛均极显著。如穿孔部位在子宫峡部一侧,且伤及子宫动脉的下行支时,可在一侧阔韧带内扪及血肿形成的块物;但也有些患者仅表现为阵性子宫颈管内活跃出血,宫旁无块物扪及,子宫腔内也已刮净而无组织残留。子宫绒癌或葡萄胎刮宫所导致的子宫穿孔,多伴有大量内、外出血,患者在短时间内可出现休克症状。

3.子宫穿孔并发其他内脏损伤

人工流产术发生穿孔后未及时发现,仍用卵圆钳或吸引器继续操作时,往往夹住或吸住大网膜、肠管等,以致造成内脏严重损伤。如将夹住的组织强行往外牵拉,患者顿感刀割或牵扯样上腹剧痛,术者也多觉察往外牵拉的阻力极大,有时可夹出黄色脂肪组织、粪渣或肠管,严重者甚至可将肠管内黏膜层剥脱拉出。因肠管黏膜呈膜样,故即使夹出也很难肉眼辨认其为何物。肠管损伤后,其内容物溢入腹腔,迅速出现腹膜炎症状。如不及时手术,患者可因中毒性休克死亡。

如穿孔位于子宫前壁,伤及膀胱时可出现血尿。当膀胱破裂,尿液流入腹腔后,则形成尿液性腹膜炎。

**(三)诊断**

凡经阴道子宫腔内操作出现下列征象时,均提示有子宫穿孔的可能。

(1)使用的器械进入子宫腔深度超过事先估计或探明的长度,并感到继续放入无阻力时。

(2)扩张子宫颈的过程中,如原有阻力极大,但忽而阻力完全消失,且患者同时感到有剧烈疼痛时。

(3)手术时患者有剧烈上腹痛,检查有腹膜炎刺激征,或移动性浊音阳性;如看到夹出物有黄色脂肪组织、粪渣或肠管,更可确诊为肠管损伤。

(4)术后子宫旁有块物形成或子宫腔内无组织物残留,但仍有反复阵性子宫颈管内出血者,应考虑在子宫下段侧壁阔韧带两叶之间有穿孔可能。

**(四)预防**

(1)术前详细了解病史和做好妇科检查,并应排空膀胱。产后 3 个月哺乳期内和子宫腔＜6 cm 者不放置 IUD。有刮宫产史、子宫穿孔史或哺乳期受孕而行人工流产术时,在扩张子宫颈后即注射子宫收缩剂,以促进子宫收缩变硬,从而减少损伤。

(2)经阴道行子宫腔内手术若不用超导可视是完全凭手指触觉的"盲目"操作,故应严格遵守操作规程,动作轻柔,安全第一,务求做到每次手术均随时警惕有损伤的可能。

(3)孕 12～16 周而行引产或钳刮术时,术前 2 天分四次口服米菲司酮共150 mg,同时注射依沙吖啶(利凡诺)100 mg 至子宫腔,以促进子宫颈软化和扩张。一般在引产第 3 天,胎儿胎盘多能自行排出,如不排出时,可行钳刮术。钳刮时先取胎盘,后取胎体,如胎块长骨通过子宫颈受阻时,忌用暴力牵拉或旋转,以免损伤宫壁。此时应将胎骨退回子宫腔最宽处,换夹胎骨另一端则不难取出。

(4)如疑诊子宫体绒癌或子宫内膜腺癌而需行诊断性刮宫确诊时,搔刮宜轻柔。当取出的组织足以进行病理检查时,则不应再做全面彻底的搔刮术。

**(五)治疗**

手术时一旦发现子宫穿孔,应立即停止子宫腔内操作。然后根据穿孔大小、子宫腔内容物干净与否、出血多少和是否继续有内出血、其他内脏有无损伤及妇女对今后生育的要求等而采取不同的处理方法(图 4-1)。

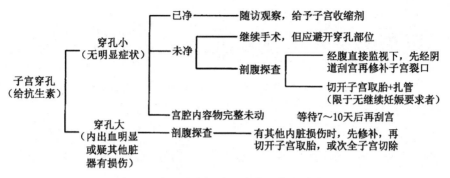

图 4-1　人工流产导致子宫穿孔的处理方法

（1）穿孔发生在子宫腔内容物已完全清除后，如观察无继续内、外出血或感染，3 天后即可出院。

（2）凡穿孔较小者（用探针或小号扩张器所致），无明显内出血，子宫腔内容物尚未清除时，应先给予麦角新碱或缩宫素以促进子宫收缩，并严密观察有无内出血。如无特殊症状出现，可在 7～10 天后再行刮宫术；但若术者刮宫经验丰富，对仅有部分子宫腔内容物残留者，可在发现穿孔后避开穿孔部位将子宫腔内容物刮净。

（3）如穿孔直径大，有较多内出血，尤其合并有肠管或其他内脏损伤者，则不论子宫腔内容物是否已刮净，应立即剖腹探查，并根据术时发现进行肠修补或部分肠段切除吻合术。子宫是否切开或切除，应根据有无再次妊娠要求而定。已有足够子女者，最好做子宫次全切除术；希望再次妊娠者，在肠管修补后再行子宫切开取胎术。

（4）其他辅助治疗：凡有穿孔可疑或证实有穿孔者，均应尽早经静脉给予抗生素预防和控制感染。

## 二、子宫颈撕裂

子宫颈撕裂多发生于产妇分娩时，一般均在产后立即修补，愈合良好。但中孕人流引产时也可引起子宫颈撕裂。

### (一)病因

多因宫缩过强但子宫颈未充分容受和扩张，胎儿被迫强行通过子宫颈外口或内口所致。一般见于无足月产史的中孕引产者。加用缩宫素特别是前列腺素引产者发生率更高。

**（二）临床表现**

临床上可表现为以下 3 种不同类型。

**1.子宫颈外口撕裂**

子宫颈外口撕裂与一般足月分娩时撕裂相同,多发生于子宫颈 6 或 9 点处,长度可由外口处直达阴道穹隆部不等,常伴有活跃出血。

**2.子宫颈内口撕裂**

内口尚未完全扩张,胎儿即强行通过时,可引起子宫颈内口处黏膜下层结缔组织撕裂,因黏膜完整,故胎儿娩出后并无大量出血,但因子宫颈内口闭合不全以致日后出现复发性流产。

**3.子宫颈破裂**

凡裂口在子宫颈阴道部以上者为子宫颈上段破裂,一般同时合并有后穹隆破裂,胎儿从后穹隆裂口娩出。如破裂在子宫颈的阴道部为子宫颈下段破裂,可发生在子宫颈前壁或后壁,但以后壁为多见。裂口呈横新月形,但子宫颈外口完整。患者一般流血较多。窥阴器扩开阴道时即可看到裂口,甚至可见到胎盘嵌顿于裂口处。

**（三）预防和治疗**

（1）凡用利凡诺引产时,不应滥用缩宫素特别是不应采用米索前列醇加强宫缩。引产时如宫缩过强,产妇诉下腹剧烈疼痛,并有烦躁不安,而子宫口扩张缓慢时,应立即肌内注射哌替啶100 mg 及莨菪碱 0.5 mg 以促使子宫松弛,已加用静脉注射缩宫素者应尽速停止滴注。

（2）中孕引产后不论流血多少,应常规检查阴道和子宫颈。发现撕裂者立即用人工合成可吸收缝线修补。

（3）凡因子宫颈内口闭合不全出现晚期流产者,可在非妊娠期进行手术矫正,但疗效不佳。现多主张在妊娠 14～19 周期间用 10 号丝线前后各套 2 cm 长橡皮管绕子宫颈缝合扎紧以关闭子宫颈管。待妊娠近足月或临产前拆除缝线。

# 第二节 子宫脱垂

子宫脱垂是子宫从正常位置沿阴道下降,子宫颈外口达坐骨棘水平以下,甚至子宫全部脱出阴道口以外。子宫脱垂常伴有阴道前壁和后壁脱垂。

## 一、临床分度与临床表现

### (一)临床分度

我国采用1981年全国部分省、市、自治区"两病"科研协作组的分度,以患者平卧用力向下屏气时,子宫下降最低点为分度标准。将子宫脱垂分为三度(图4-2)。

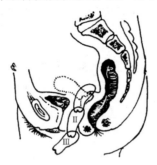

图 4-2　子宫脱垂

**1.Ⅰ度**

(1)轻型:子宫颈外口距处女膜缘<4 cm,未达处女膜缘。

(2)重型:子宫颈外口已达处女膜缘,阴道口可见子宫颈。

**2.Ⅱ度**

(1)轻型:子宫颈已脱出阴道口外,子宫体仍在阴道内。

(2)重型:子宫颈及部分子宫体脱出阴道口。

**3.Ⅲ度**

子宫颈与子宫体全部脱出阴道口外。

### (二)临床表现

**1.症状**

(1)Ⅰ度:患者多无自觉症状。Ⅱ、Ⅲ度患者常有程度不等的腰骶区疼痛或下坠感。

(2)Ⅱ度:患者在行走、劳动、下蹲或排便等腹压增加时有块状物自阴道口脱出,开始时块状物在平卧休息时可变小或消失。严重者休息后块状物也不能自行回缩,常需用手推送才能将其还纳至阴道内。

(3)Ⅲ度:患者多伴Ⅲ度阴道前壁脱垂,易出现尿潴留,还可发生压力性尿失禁。

**2.体征**

脱垂子宫有的可自行回缩,有的可经手还纳,不能还纳的,常伴阴道前后壁脱出,长期摩擦可致子宫颈溃疡、出血。Ⅱ、Ⅲ度子宫脱垂患者子宫颈及阴道黏膜增厚角化,子宫颈肥大并延长。

## 二、病因

分娩损伤,产后过早体力劳动,特别是重体力劳动;子宫支持组织疏松薄弱,如盆底组织先天发育不良;绝经后雌激素不足;长期腹压增加。

## 三、诊断

通过妇科检查结合病史很容易诊断。检查时嘱患者向下屏气或加腹压,以判断子宫脱垂的最大程度,并分度。同时注意观察有无阴道壁脱垂、子宫颈溃疡、压力性尿失禁等,必要时做子宫颈细胞学检查。如可还纳,需了解盆腔情况。

## 四、处理

### (一)支持疗法

加强营养,适当安排休息和工作,避免重体力劳动,保持大便通畅,积极治疗增加腹压的疾病。

### (二)非手术疗法

1.放置子宫托

该方法适用于各度子宫脱垂和阴道前后壁脱垂患者。

2.其他疗法

其他疗法主要包括盆底肌肉锻炼、物理疗法和中药补中益气汤等。

### (三)手术疗法

该疗法适用于国内分期Ⅱ度及以上子宫脱垂或保守治疗无效者。

1.阴道前、后壁修补术

该疗法适用于Ⅰ、Ⅱ度阴道前、后壁脱垂患者。

2.曼氏手术

手术包括阴道前后壁修补、主韧带缩短及子宫颈部分切除术。适用于年龄较轻、子宫颈延长、希望保留子宫的Ⅱ、Ⅲ度子宫脱垂伴阴道前、后壁脱垂患者。

3.经阴道子宫全切术及阴道前后壁修补术

该术式适用于Ⅱ、Ⅲ度子宫脱垂伴阴道前、后壁脱垂、年龄较大、无须考虑生育功能的患者。

4.阴道纵隔形成术或阴道封闭术

该术式适用于年老体弱不能耐受较大手术、不需保留性交功能者。

5.阴道、子宫悬吊术

可采用手术缩短圆韧带,或利用生物材料制成各种吊带,以达到悬吊子宫和阴道的目的。

**五、预防**

推行计划生育,提高助产技术,加强产后体操锻炼,产后避免重体力劳动,积极治疗和预防使腹压增加的疾病。

# 第三节 阴 道 脱 垂

阴道脱垂包括阴道前壁脱垂与阴道后壁脱垂。

**一、阴道前壁脱垂**

阴道前壁脱垂常伴有膀胱膨出和尿道膨出,以膀胱膨出为主(图 4-3)。

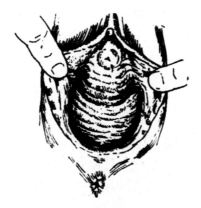

图 4-3 阴道前壁脱垂

**(一)病因病理**

阴道前壁的支持组织主要是耻骨尾骨肌、耻骨膀胱子宫颈筋膜和泌尿生殖膈的深筋膜。

若分娩时,上述肌肉、韧带和筋膜,尤其是耻骨膀胱子宫颈筋膜、阴道前壁及其周围的耻尾肌过度伸张或撕裂,产褥期又过早从事体力劳动,使阴道支持组织不能恢复正常,膀胱底部失去支持力,膀胱及与其紧连的阴道前壁上 2/3 段向下膨出,在阴道口或阴道口外可见,称为膀胱膨出。膨出的膀胱随同阴道前壁仍位于阴道内,称Ⅰ度膨出;膨出部暴露于阴道口外称Ⅱ度膨出;阴道前壁完全膨出于阴道口外,称Ⅲ度膨出。

若支持尿道的耻骨膀胱子宫颈筋膜严重受损,尿道及与其紧连的阴道前壁下 1/3 段则以尿道外口为支点,向后向下膨出,形成尿道膨出。

### (二)临床表现

轻者可无症状。重者自觉下坠、腰酸,并有块物自阴道脱出,站立时间过长、剧烈活动后或腹压增大时,阴道"块物"增大,休息后减小。仅膀胱膨出时,可因排尿困难而致尿潴留,易并发尿路感染,患者可有尿频、尿急、尿痛等症状。膀胱膨出合并尿道膨出时,尿道膀胱后角消失,在大笑、咳嗽、用力等增加腹压时,有尿液溢出,称张力性尿失禁。

### (三)诊断及鉴别诊断

主要依靠阴道视诊及触诊,但要注意是否合并尿道膨出及张力性尿失禁。患者有上述自觉症状,视诊时阴道口宽阔,伴有陈旧性会阴裂伤。阴道口突出物在屏气时可能增大。若同时见尿液溢出,表明合并膀胱膨出和尿道膨出。触诊时突出包块为阴道前壁,柔软而边界不清。如用金属导尿管插入尿道膀胱中,则在可缩小的包块内触及金属导管,可确诊为膀胱或尿道膨出,也除外阴道内其他包块的可能,如黏膜下子宫肌瘤、阴道壁囊肿、阴道肠疝、肥大子宫颈及子宫脱垂(可同时存在)等。

### (四)预防

正确处理产程,凡有头盆不称者及早行剖宫产术,避免第二产程延长和滞产;提高助产技术,加强会阴保护,以及时行会阴侧切术,必要时手术助产结束分娩;产后避免过早参加重体力劳动;提倡做产后保健操。

### (五)治疗

轻者只需注意适当营养和缩肛运动。严重者应行阴道壁修补术;因其他慢性病不宜手术者,可置子宫托缓解症状,但需日间放置、夜间取出,以防引起尿瘘、粪瘘。

### 二、阴道后壁脱垂

阴道后壁脱垂常伴有直肠膨出。阴道后壁脱垂可单独存在,也可合并阴道前壁脱垂。

## （一）病因病理

经阴道分娩时,耻尾肌、直肠-阴道筋膜或泌尿生殖膈等盆底支持组织由于长时间受压而过度伸展或撕裂,如在产后未能修复,直肠支持组织削弱,导致直肠前壁向阴道后壁逐渐脱出,形成伴直肠膨出的阴道后壁脱垂(图 4-4)。

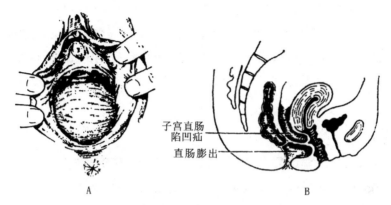

子宫直肠陷凹疝
直肠膨出

A                                    B

**图 4-4　阴道后壁脱垂**
A.直肠膨出;B.直肠膨出矢状面观

若较高处的耻尾肌纤维严重受损,可形成子宫直肠陷凹疝,阴道后穹隆向阴道内脱出,内有肠管,称肠膨出。

## （二）临床表现

轻者无明显表现,严重者可感下坠、腰酸、排便困难,甚至需要用手向后推移膨出的直肠方能排便。

## （三）诊断与鉴别诊断

检查可见阴道后壁呈球形膨出,肛诊时手指可伸入膨出部,即可确诊。

## （四）预防

同阴道前壁脱垂。

## （五）治疗

轻度者不需治疗,重者需行后阴道壁及会阴修补术。

# 第四节　压力性尿失禁

压力性尿失禁(stress urinary incontinence,SUI)是指由于腹压增高引起的尿液不自主流出。真性压力性尿失禁(genuine stress incontinence,GSI)指在膀胱肌肉无收缩状态下,由于膀胱内压大于尿道压而发生的不自主性尿流出,是由于压力差导致的尿流出。压力性尿失禁患者的常见主诉是当腹压增高时,如咳嗽、打喷嚏等,出现无法抑制的漏尿现象。急迫性尿失禁是由于膀胱无抑制性收缩使膀胱内压力增加导致的尿液自尿道口溢出。弄清这两种尿失禁区别的意义在于,真性压力性尿失禁可以通过手术恢复尿道及其周围组织的正常解剖关系,达到治疗的目的。而急迫性尿失禁主要依靠药物和行为的治疗,使膀胱的自发性收缩得到抑制。如果这 2 种尿失禁同时存在,那么诊断和治疗起来就比较复杂。

## 一、病因学

压力性尿失禁的病因复杂,主要的有年龄因素、婚育因素和既往妇科手术史等因素。其他可能的危险因素包括体重指数过高、类似的家族史、吸烟史、慢性便秘等。由于这些因素的复杂关系,很难预测出现尿失禁的概率。

## 二、控尿机制

GSI 是由于腹部压力增加,这种压力又传递到膀胱所致,尽管此时膀胱无收缩,但突然升高的腹压传到膀胱,使膀胱内压的升高超过膀胱颈和尿道括约肌产生的阻力而导致漏尿。尿道闭合压力的异常有多方面的原因,但主要有主动控尿机制缺陷、解剖损伤及尿道黏膜封闭不全。

### (一)主动控尿功能

女性主动控尿功能由尿道括约肌和膀胱颈肌肉的主动收缩产生,这些肌肉的主动收缩提供了膀胱出口闭合的力量。这些收缩彼此独立并且和传递到近端尿道的力结合在一起,形成了尿道关闭压。正常情况下,尿道主动收缩发生在腹压内升高前 250 微秒,咳嗽或打喷嚏导致腹压升高,首先主动提前收缩膀胱关闭膀胱出口,抵抗腹压压迫膀胱产生的排尿作用。分娩创伤和其他尿失禁的诱发因素可使支配相关肌肉的神经受到损伤或肌肉本身的损伤后由瘢痕组织替代,这些可使盆底肌和括约肌的质量和数量发生变化,导致压力性尿失禁。

### (二)维持控尿的解剖基础

女性尿道是膀胱闭合控制机制的功能部分,其本身并无真正的内括约肌。一般说只要上端一半尿道是完整的,且有适当的功能,排尿即可自行节制。膀胱控制良好的决定性因素是尿道膀胱颈和膀胱周围的韧带筋膜等支持组织,如解剖上这些支持组织完整,则尿道中上段是作为腹腔内器官存在。腹压增高时,在传递到膀胱表面时也以同样程度和大小传递到腹内的尿道近端;同时支持膀胱颈和尿道的韧带筋膜的韧性对腹压产生反作用力,从而挤压尿道,使得膀胱出口关闭。控尿正常的女性,这种传递来的挤压力在腹压传递到来后,或传递到膀胱颈部和尿道的同时就开始了。相反,患有压力性尿失禁女性的这些韧带较松弛和受到牵拉,造成膀胱颈下降,以致腹压不能传递到近端尿道和膀胱颈部(图 4-5)。因此,对于这类患者的咳嗽和打喷嚏等增加的腹压仅作用于膀胱,不作用于膀胱颈部和尿道近端,产生较强的排尿力量。

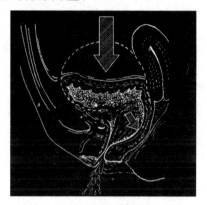

**图 4-5　压力性尿失禁发生机制**

膀胱尿道结合部支撑不良,腹压增加时周围支撑组织失去对腹压的抵抗,发生漏尿

### (三)尿道黏膜与黏膜下

柔软的尿道上皮和尿道黏膜下血管丛产生的黏膜密封作用是参与控尿的第3个机制。女性尿道平滑肌与上皮内层之间有丰富的血液供应,大大增厚并加强了黏膜层,使得尿道壁自然关闭,提高了尿道静压。尿道上皮黏膜血管丛对雌激素敏感,雌激素的作用使其血流丰富、黏膜柔软且厚实。如果尿道失去了柔软性或者由于手术、放疗、雌激素缺乏使黏膜下血液供应不良,也会影响尿道严密闭合(图 4-6)。

上述 3 种机制的同时作用维持控尿。这可以解释为什么当一个年轻女性经过多次生产,并有韧带损伤(控尿的解剖机制丧失),却无压力性尿失禁,直到绝经期后,雌激素水平下降(尿道黏膜的封闭机制减弱)才出现压力性尿失禁。这也可以解释为什么不是所有患尿道过度移动的女性都发生压力性尿失禁,因为增加主动机制的作用和尿道黏膜保持完好可以代偿解剖机制的丧失。在深入了解控尿机制的相互作用后,可以理解为什么有些女性对标准的膀胱悬吊术效果不佳。

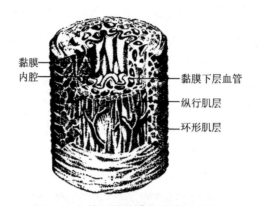

黏膜
内腔
黏膜下层血管
纵行肌层
环形肌层

**图 4-6　女性尿道黏膜及黏膜下结构**

雌激素影响尿道黏膜及黏膜下血供,增加尿道血流及黏膜厚度

### 三、压力性尿失禁的分类

尿失禁的分类方法有许多种,但多数的分类方法都是依据解剖和生理学方面的变化。这些分类的意义在于能够预测手术的成功率。有学者注意到无尿失禁女性的尿道侧位观,其上部尿道与垂直线的夹角<30°(即尿道倾斜角为 10°～30°),膀胱尿道后角为 90°～100°。而尿失禁患者由于解剖支撑不良,尿道高活动性,有力时尿道旋转下降,使尿道倾斜角增大,如角度倾斜30°～45°,为压力性尿失禁Ⅰ型;>45°为Ⅱ型(图 4-7)。

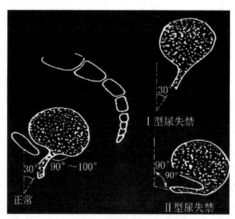

**图 4-7　Ⅰ型和Ⅱ型真性压力性尿失禁膀胱颈及尿道后角形态改变**

压力性尿失禁的概念包括尿道的解剖和功能。有学者把影像学诊断技术和流体力学技术结合起来。同时观察尿道的解剖和功能,提出固有括约肌缺损的概念,此类尿失禁属于Ⅲ型尿失禁。人们发现,膀胱颈悬吊术治疗Ⅲ型尿失禁不

如尿道吊带术效果好。提出Ⅲ型尿失禁是压力性尿失禁的认识和诊断中的一项重要的进步。许多医师主张尿道悬吊治疗Ⅰ型和Ⅱ型尿失禁,对Ⅲ型尿失禁主张尿道吊带悬吊术。

**(一)影像尿流动力学分型**

1.0 型(type 0)SUI

典型 SUI 病史,但临床和尿动力学检查未能显示 SUI,影像尿动力学示膀胱颈后尿道位于耻骨联合下缘上方,应力状态下膀胱颈后尿道开放并有所下降。

2.Ⅰ型(typeⅠ)SUI

静止状态膀胱颈关闭并位于耻骨联合下缘上方,应力状态下膀胱颈开放并下移,但下移距离<2 cm。应力状态下常出现尿失禁,无或轻微膀胱膨出。

3.ⅡA 型(typeⅡA)SUI

静止状态膀胱颈关闭并位于耻骨联合下缘之上,应力状态下膀胱颈后尿道开放,尿道扭曲下移膀胱膨出。应力状态下通常会出现明显尿失禁。

4.ⅡB 型(typeⅡB)SUI

静止状态膀胱颈关闭并位于耻骨联合下缘或其之下,应力状态下膀胱颈可不下移,但颈部后尿道开放并出现尿失禁。

5.Ⅲ型(typeⅢ)SUI

静止状态逼尿肌未收缩时膀胱颈后尿道即处于开放状态。腹压轻微升高或仅重力作用即可出现明显的尿失禁。

**(二)腹压漏尿点压(ALPP)分型**

(1)Ⅰ型 SUI:ALPP≥8.8 kPa(90 cmH$_2$O)。

(2)Ⅱ型 SUI:ALPP 5.8~8.8 kPa(60~90 cmH$_2$O)。

(3)Ⅲ型 SUI:ALPP≤5.8 kPa(60 cmH$_2$O)。

**(三)尿道压分型**

1.尿道固有括约肌功能障碍(intrinsic sphincter dysfunction,ISD)型

最大尿道闭合压(maximum urethral close pressure,MUCP)≤2.0 kPa(20 cmH$_2$O)的压力性尿失禁患者[另一意见为<2.9 kPa(30 cmH$_2$O)]。

2.解剖型

最大尿道闭合压(MUCP)>2.0 kPa(20 cmH$_2$O)的压力性尿失禁患者[另一意见为>2.9 kPa(30 cmH$_2$O)]。

### 四、压力性尿失禁的分度

压力性尿失禁分轻、中、重三度。

#### (一)主观分度

(1)轻度:一般活动及夜间无尿失禁,腹压增加时偶发尿失禁,不需要佩戴尿垫。

(2)中度:腹压增加及起立活动时,有频繁的尿失禁,日常生活中需要佩戴尿垫。

(3)重度:起立活动或卧位体位变化时即有尿失禁。

#### (二)客观分度

以尿垫试验为基准,可有 24 小时尿垫、3 小时尿垫及 1 小时尿垫试验,因 24 小时、3 小时受时间、环境及患者依从性影响太大,目前较推荐 1 小时尿垫试验,但目前尚无统一标准,尚需积累经验。应用较多的 1 小时尿垫试验为依据的分度如下。

(1)轻度:1 小时尿垫试验<2 g。
(2)中度:1 小时尿垫试验 2~10 g。
(3)重度:1 小时尿垫试验>10 g。

### 五、压力性尿失禁的临床评估

#### (一)压力性尿失禁病史

1.与压力性尿失禁相关的症状和病史

病史和体检是尿失禁诊断的基础。详尽的病史能提供有关尿失禁病因的相关信息,也能为选择进一步的检查而提供依据。引起尿失禁的病因很多,如泌尿系统感染、萎缩性阴道炎、急性谵妄状态、运动受限、便秘等和各种药物可引起暂时性尿失禁。Resnick 曾归纳了几种引起暂时性尿失禁的最常见病因,创建了"DIAPPERS"记忆法。而女性压力性尿失禁与生育、肥胖、盆腔手术等因素有关;男性压力性尿失禁多为前列腺手术所致。

在病史采集中需对患者的主诉进行一定的分析。如主诉尿急,有可能指突然出现强烈的排尿感(常为急迫性尿失禁),或患者因担心尿液溢出而做出的过度反应(压力性尿失禁的表现),或患者憋尿时感觉下腹部严重不适或疼痛并无急迫排尿感或未曾出现过急迫性尿失禁(感觉型尿急或间质性膀胱炎表现)。尿频通常指每天排尿次数超过 7 次。尿频可为过多、服用利尿剂或咖啡因等能刺激利尿的饮料。但这种尿频为尿量过多所致,表现为排尿次数增加而排尿量基本正常,又称多尿。而因泌尿系统疾病产生的尿频为排尿次数增加的同时每次排尿量明显减少(24小时平均每次排尿量<200 mL)。原因有泌尿系统感染(感觉型尿急)、逼尿肌过度活动(运动型尿急)、膀胱排空障碍(残余尿增多或慢性尿潴留)等。其他膀胱内病理改变如膀胱内结石、膀胱结核和膀胱癌也会出现尿频症状。另外,泌尿系统外疾病如盆腔肿物、妊娠、盆腔炎、前列腺炎等也是造成尿频的常见原因。如需进一步了解尿频的原因需询问以上所有疾病的病史才能做出准确的诊断。夜尿增多与多种因素有关,如逼尿肌过度活动,残余尿增多所致的膀胱有效容量减少和夜间尿量过多,也有可能与睡眠方面的疾病有关。白天尿频而夜间正常者常提示有精神因素作用,或与饮水过多、口服利尿剂和饮食中有利尿成分(如咖啡因)等有关。

女性膀胱膨出者,常因膀胱颈后尿道下移出现压力性尿失禁,而膨出严重者则因尿道扭曲反而出现排尿困难,甚至充盈性尿失禁。

各种各样可能影响到膀胱尿道功能的神经系统疾病均可导致尿失禁的发生。如糖尿病早期可出现逼尿肌过度活动所致的急迫性尿失禁,而糖尿病性膀胱病变严重者因逼尿肌收缩无力而出现充盈性尿失禁。高位截瘫多因逼尿肌反射亢进导致急迫性尿失禁,而骶髓损伤则常导致充盈性尿失禁。

2.反映压力性尿失禁特征和严重程度的症状

女性压力性尿失禁为尿道功能障碍所致,根据其发病机制不同分为两型:解剖型压力性尿失禁,表现为膀胱颈后尿道明显下移;固有尿道括约肌缺陷型压力性尿失禁(intrinsic sphincter deficiency,ISD)。两种压力性尿失禁的鉴别极为重要,标准的膀胱颈悬吊术对ISD疗效极差。根据定义,ISD的产生与尿道固有括约肌机制下降有关,产生或提示尿道固有括约肌功能受损的因素很多,在询问病史时应加以考虑。一般来说,解剖型压力性尿失禁多为轻或中度,而ISD者尿失禁严重;此外还可以通过尿动力学检查[腹压型漏尿点压力低于5.8 kPa(60 cmH$_2$O)]鉴别是否为ISD。通过临床表现可以对压力性尿失禁的严重程度进行初步评估。有资料显示Stamey分级系统与ISD的严重程度呈正相关,如患者压力性尿失禁症状严重时应考虑ISD的可能性。咳嗽、大笑或打喷嚏等出现轻中度压力性尿失禁者多与膀胱颈后尿道下移有关,因此需了解患者有无膀胱膨出及其严重程度。如询问下蹲时有无阴道口肿物膨出感,或下蹲时是否有明显的排尿困难等,这些症状均提示可能存在膀胱后壁膨出(膀胱颈后尿道随之下移)。同时需了解有无生育、难产、子宫切除等可能损害盆底肌功能,造成膀胱后壁膨出的因素。如平卧有咳嗽漏尿,但下蹲确有排尿困难者常提示有严重的膀胱后壁膨出(或称阴道前壁膨出)。有时膀胱后壁膨出者常主诉排尿困难,并无明显压力性尿失禁症状,但并非无压力性尿失禁,一旦将膨出的阴道前壁复位后即可表现出典型的压力性尿失禁。

3.既往史

既往史应包括过去及现在疾病史、手术史、妇产科病史和目前药物史。神经系统状态会影响膀胱和括约肌功能,如多发性硬化症、脊柱损伤、腰椎疾病、糖尿病、脑卒中、帕金森病和脊柱发育不良等。应了解患者以前有否神经系统疾病,如肌肉萎缩、瘫痪、震颤、麻木、麻刺感。了解有否肌肉痛、瘫痪或不协调运动及双眼视力情况。前列腺手术、阴道手术或尿失禁手术可能导致括约肌损伤;直肠和根治性子宫切除术可能会造成神经系统损伤;放疗可以导致小容量低顺应性膀胱或放射性膀胱炎。

药物治疗可加重或导致尿失禁,如老年人常服用的利尿剂、α受体激动剂和α受体阻滞剂(可影响到膀胱颈平滑肌的张力);抗胆碱能药物可通过阻断神经肌肉接头而抑制逼尿肌收缩,导致尿潴留,进而引起充溢性尿失禁。钙通道阻滞剂也可抑制逼尿肌收缩。

妇女按激素水平分为绝经前期、绝经期和绝经后期。如果为绝经后期必须注意是否接受激素补充治疗,因为低雌激素导致的尿道黏膜萎缩对尿道结合部有不良影响。分娩史应当包括活产总数、最大胎儿体重、分娩方式及第二产程。胎儿高体重和第二产程延长可造成盆神经的损伤。应当询问患者尿失禁的出现与妊娠、分娩、绝经、手术的关系,为病理生理分析提供线索。

**(二)体格检查**

尿失禁患者的体格检查分为3个步骤:①腹部和背部检查;②盆底检查,女性检查内容包括有无器官膨出,阴道疾病应行阴道双合诊了解子宫和附件;③神经系统的评估。

1.初步评估

初步评估包括望诊有无肥胖、先前手术瘢痕或有无腹部和腹股沟疝。有无神经系统疾病的体表征象,如骶部皮肤凹陷、皮下脂肪瘤、毛发、色素沉着和隆起等。腹部触诊有无下腹部压痛和胀满等尿潴留体征。耻骨上叩诊可了解膀胱充盈程度。背部和脊柱检查了解有无骨骼畸形、外伤和手术瘢痕等。

2.女性盆底的检查

对病史及尿失禁严重程度的了解,可初步判断尿失禁的类型和产生原因。但女性尿失禁患者盆底的检查往往能提供有关的客观证据。如曾有膀胱颈悬吊术病史而症状复发者,经阴道检查发现阴道前壁支撑良好,提示该患者压力性尿失禁的类型为 ISD。

女性盆底检查最主要的目的是了解女性患者有无膀胱后壁、直肠和子宫的膨出或下垂。如存在严重的膀胱前后壁膨出或子宫下垂,单纯进行压力性尿失禁手术不但会造成压力性尿失禁手术的失败,还可因术后尿道扭曲造成排尿困难等,也会给日后进行生殖器官膨出或下垂的修补手术带来困难。

(1)阴道窥器检查:患者取截石位,先观察女性外生殖器有无异常,如小阴唇过度向后分开或肛门后移提示会阴体张力减退或去神经化。放入窥器之前应通过阴道口连接有无黏膜萎缩和阴道口狭窄。

放入阴道窥器后,应有次序地系统检查 3 个方面:阴道前壁、阴道顶部和阴道后壁。具体如下:①阴道前壁,采用阴道拉钩压住阴道后壁即可显示阴道前壁。观察有无尿道肉阜、尿道旁囊肿和尿道旁腺炎等,尿道硬结常提示尿道炎症,憩室或肿瘤。如有尿道憩室挤压之尿道口可见脓性分泌物。苍白、薄而发亮的阴道黏膜或黏膜皱襞消失则提示为缺乏雌激素所致的阴道炎。如曾有耻骨后阴道前壁悬吊术,阴道前壁留有瘢痕且固定,压力性尿失禁症状仍然严重提示为ISD。静止时阴道后壁平坦而前壁隆起则提示存在膀胱膨出,可根据患者屏气增加腹压是评估膀胱膨出的严重程度。目前临床上将膀胱膨出分为 4 级:轻度或I级膨出仅行膀胱颈悬吊术即可;Ⅱ级膨出选择膀胱四角悬吊术;Ⅲ级以上者应在行膀胱颈悬吊术同时行膀胱膨出修补(表 4-1)。②阴道顶部,再用一阴道拉钩沿阴道前壁置入并向上提拉以暴露阴道顶部。观察子宫颈位置或子宫全切术后患者的阴道顶部位置。增加腹压时子宫颈下移提示子宫脱垂。如发现子宫颈位置异常或阴道黏膜病变,应进行详尽的妇科检查。③阴道后壁,子宫切除术后患者增加腹压时阴道顶部出现下移,提示可能存在肠道膨出或阴道穹隆脱垂。测量阴道后壁的长度可鉴别是否为肠道膨出或阴道穹隆脱垂,如为阴道穹隆脱垂,阴道后壁长度缩短;而阴道顶部膨出为肠道脱垂所致则阴道后壁长度可无明显变化。如可疑肠道膨出,应同时进行直肠和阴道检查。患者取立位,检查者拇指和示指分别置入阴道和直肠内,嘱患者咳嗽或增加腹压,在两指间膨出疝囊处可感觉因咳嗽或增加腹压所产生的脉冲波动。

表 4-1　膀胱膨出临床分级

| 分级 | 表现 |
| --- | --- |
| Ⅰ级 | 膀胱后壁轻度下移 |
| Ⅱ级 | 增加腹压时膀胱后壁下移至阴道口 |

| 分级 | 表现 |
| --- | --- |
| Ⅲ级 | 静止时膀胱后壁下移至阴道口 |
| Ⅳ级 | 静止或腹压增加时膀胱膨出至阴唇处 |

　　用阴道拉钩固定后,如仍有阴道壁膨出(阴道前壁修补术后),则可能为直肠膨出(或称阴道后壁膨出)。阴道后壁膨出更接近阴道口。有时阴道后壁膨出严重或位置较高则难与阴道穹隆部膨出相鉴别,常在手术中才能区别。怀疑阴道后壁膨出者,还应了解患者会阴体的完整性,会阴中心腱会阴肌的张力。

　　(2)其他检查。①棉签试验:是判断膀胱颈后尿道有无下移的一项简便方法。患者取截石位,尿道内注入润滑剂,将一消毒棉签经尿道插入膀胱,嘱患者增加腹压,如膀胱颈后尿道下移,则棉签抬高,加压前后夹角变化超过30°则提示膀胱颈后尿道有下移。②诱发试验和膀胱颈抬举试验:患者憋足尿并取截石位,示指和中指分别置于阴道两侧穹隆部,嘱患者增加腹压,如同时有尿液流出,即为诱发试验阳性。在做诱发试验时应注意观察漏尿的时间和伴随症状,压力性尿失禁者在腹压增高的同时出现漏尿,无明显的伴随症状;而急迫性尿失禁者常在腹压增高后出现漏尿,该现象与腹压等活动诱发逼尿肌无抑制性收缩有关,患者在漏尿的同时常伴有尿急症状。如诱发试验阳性,再次嘱患者增加腹压,在出现漏尿后,再两指抬高,托起膀胱颈后尿道,如漏尿停止则膀胱颈抬举试验阳性。该结果提示压力性尿失禁与膀胱颈后尿道下移有关。注意在行膀胱颈抬举试验时阴道内手指不能直接压迫尿道,否则可造成假阳性。如抬高膀胱颈后尿道后仍漏尿,则有2种可能:一种为膀胱颈位置抬高不够所造成的假阴性,否则,提示患者尿道固有括约肌功能存在明显的缺陷。

　　3.神经系统的检查

　　详尽的神经系统检查应包括4个方面:①精神状态;②感觉功能;③运动功能;④反射的完整性。首先观察患者有无痴呆、麻痹性痴呆、瘫痪、震颤及有无不同程度的运动障碍。通过检查患者的方向感、语言表达能力、认知水平、记忆和理解能力等评估其精神状态。排尿障碍性疾病可与痴呆、脑卒中、帕金森病或多发硬化等所致的精神状态改变有关,也可为这类疾病所致的神经系统损伤所致。可根据不同皮区感觉的缺失了解神经损伤的水平。在检查某一特定皮区时应同时检查其位置感、震颤感、针刺感、轻触感和温度觉等。常用的脊髓水平皮区标志有乳头($T_4 \sim T_5$),脐($T_{10}$),阴茎底部、阴囊上部和大阴唇($L_1$),阴囊中部和小阴唇($L_1 \sim L_2$),膝前部($L_3$),足底和足外侧面($S_1$),会阴及肛周($S_1 \sim S_5$)。

运动系统评估中首先应检查有无肌肉萎缩,运动功能的不完全丧失定义为"麻痹",而功能完全丧失则定义为"瘫痪"。下肢应检查的肌肉有胫前肌($L_4 \sim$ $S_1$),腓肠肌($L_5 \sim S_2$)、趾展肌($L_4 \sim S_1$)。可通过背屈、跖屈和趾展活动来了解以上这些肌肉的功能。

通常采用一定部位的皮肤感觉评估了解骶皮神经反射功能。骶神经根($S_2 \sim S_4$)主要分布于尿道外括约肌和肛门外括约肌,在临床上一般认为肛门外括约肌是会阴所有横纹肌的代表,因此通过肛门外括约肌来预测尿道外括约肌的功能。最常用的反射是皮肤肛门反射($S_2 \sim S_5$),即轻触肛门黏膜皮肤交界处可引起肛门外括约肌的收缩。该反射消失提示骶神经的损害,但有时正常老年人此反射也不甚明显。还应行直肠指诊,除了解有关前列腺的情况外,怀疑有神经系统疾病者应评估患者肛门括约肌张力和肛门自主收缩的能力。肛门自主收缩能力正常则提示盆底肌肉神经支配和骶髓圆锥功能的完整,如肛门括约肌张力和肛门自主收缩能力明显减弱或消失,则提示骶神经或外周神经受到损害,甚至圆锥功能完全丧失。而肛门括约肌张力存在,但不能自主收缩者常提示存在骶上神经的损伤。

尽管球海绵体肌反射专指球海绵体的反射性收缩,但该反射可用于检查所有会阴横纹肌的神经系统。球海绵体肌反射为反映骶髓($S_2 \sim S_4$)活动的骶髓局部反射。球海绵体肌反射检查男女不同,检查者预先将右手示指置入患者的肛门内(通常在直肠指诊时进行),然后用左手突然挤压患者的阴茎头,如肛门括约肌出现收缩,提示球海绵体肌反射存在。女性患者则通常采用挤压阴蒂进行球海绵体肌反射检查。留着导尿管者可通过突然向外牵拉导尿管刺激膀胱颈来诱发球海绵体肌反射。球海绵体肌反射消失通常提示骶神经受到损害,但大约20%正常女性其球海绵体肌反射可缺失。

**六、压力性尿失禁的治疗**

当尿失禁的诊断、分类和严重程度被确定下来,就要选择治疗方法。以下是一些应用于压力性尿失禁的非手术和手术治疗方法。

**(一)非手术治疗**

一般认为,非手术治疗是SUI的第一线治疗方法,主要用于轻、中度患者,同时还可以作为手术治疗前后的辅助治疗。SUI的非手术治疗方法主要包括:生活方式干预、盆底肌肉锻炼、盆底电磁刺激、膀胱训练、佩戴止尿器、子宫脱和药物治疗等。

**1.生活方式干预**

主要包括减轻体重、戒烟、禁止饮用含咖啡因饮料、生活起居规律、避免强体力劳动和避免参加增加腹压的体育活动等。

**2.盆底肌肉锻炼**

盆底肌肉锻炼又称凯格尔运动,由德国医师 Arnold Kegel 提出,半个多世纪以来一直在尿失禁的治疗中占据重要地位,目前仍然是 SUI 最常用和效果最好的非手术治疗方法。其主要内容是:通过持续收缩盆底肌(提肛运动)2~6 秒,松弛休息 2~6 秒,如此反复 10~15 次。每天训练 3~8 次,持续 6~8 周为 1 个疗程。

**3.盆底电磁刺激**

目前用于临床的神经肌肉刺激设备能产生脉冲式超低频地磁场,有固定式和便携式两种。便携式家庭装治疗仪的使用极为方便,可以穿戴于下腹部,无须脱去贴身衣服。盆底电磁刺激每次 20 分钟,每周 2 次,6 周为 1 个疗程。治疗 3 个月后,其有效率可达 50%,尿失禁的量和生活质量评分均明显提高。有资料表明,盆底电磁场刺激后盆底肌肉最大收缩压的改变程度高于 PFMT。盆底电磁刺激可能的不良反应主要为下腹部及下肢疼痛不适,但发生率很低。

**4.射频治疗**

利用射频电磁能的振荡发热使膀胱颈和尿道周围局部结缔组织变性,导致胶原沉淀、支撑尿道和膀胱颈的结缔组织挛缩,结果抬高了尿道周围阴道旁结缔组织,恢复并稳定尿道和膀胱颈的正常解剖位置,从而达到控尿的目的。该方法可靠、微创、无明显不良反应,但尚在探索应用阶段。

**5.膀胱训练**

(1)方法一:延迟排尿,逐渐使每次排尿量>300 mL。①治疗原理:重新学习和掌握控制排尿的技能;打断精神因素的恶性循环;降低膀胱的敏感性;②禁忌证:低顺应性膀胱,充盈期末逼尿肌压>3.9 kPa(40 cmH$_2$O);③要求:切实按计划实施治疗;④配合措施:充分的思想工作;排尿日记;其他。

(2)方法二:定时排尿。①目的:减少尿失禁次数,提高生活质量;②适应证:尿失禁严重,且难以控制者;③禁忌证:伴有严重尿频。

**6.佩戴止尿器**

其作用原理是乳头产生的负压将尿道外口黏膜和远端尿道吸入使之对合,

同时对尿道远端组织起稳定及支托作用。外用止尿器对轻、中度的 SUI 效果较好,对年轻患者,还具有使会阴肌肉张力恢复的效果,缺点是易引发尿路感染。另外,止尿器也可以置入尿道内,疗效优于外置止尿器,但其感染机会明显增加。使用阴道止尿器,可使得 24 小时失禁的尿液量明显减少,提高患者生活质量评分。

### 7.子宫托

其设计目的是为尿道和膀胱颈提供不同程度的支撑,以改善 SUI 的症状。对于配合 PFMT 依从性较差的患者或治疗无效的患者,尤其是不适合手术治疗者,可考虑使用子宫托。

### 8.药物治疗

主要适用于轻、中度女性压力性尿失禁患者。其主要作用原理在于增加尿道闭合压,提高尿道关闭功能,以达到控尿的目的,而对膀胱尿道解剖学异常无明显作用。目前主要有 3 种药物用于 SUI 的治疗:α 肾上腺素能激动剂、三环抗抑郁药和雌激素补充。

(1)$\alpha_1$ 肾上腺素能激动剂。①原理:激活尿道平滑肌 $\alpha_1$ 受体及躯体运动神经元,增加尿道阻力;②不良反应:高血压、心悸、头痛和肢端发冷,严重者可发作脑卒中;③常用药物:米多君、甲氧明。米多君的不良反应较甲氧明更小。美国食品和药品监督管理局禁止将苯丙醇胺用于压力性尿失禁治疗;④用法:每次2.5 mg,每天 2 次;⑤疗效:有效,尤其合并使用雌激素或盆底肌训练等方法时疗效较好。

(2)三环抗抑郁药。①原理:抑制肾上腺素能神经末梢的去甲肾上腺素和 5-羟色胺再吸收,增加尿道平滑肌的收缩力;并可以从脊髓水平影响尿道横纹肌的收缩功能;抑制膀胱平滑肌收缩,缓解急迫性尿失禁;②用法:50~150 mg/d;③疗效:尽管有数个开放性临床试验显示它可以缓解压力性尿失禁症状及增加尿道闭合压,其疗效仍需随机对照临床试验研究加以证实;④不良反应:口干、视力模糊、便秘、尿潴留和直立性低血压等胆碱能受体阻断症状;镇静、昏迷等组胺受体-Ⅰ阻断症状;心律失常、心肌收缩力减弱;有成瘾性;过量可致死。目前此类药物常用有丙米嗪。更新型制剂,不良反应较小,但在中国未上市。

(3)雌激素。①原理:促进尿道黏膜、黏膜下血管丛及结缔组织增生;增加 α 肾上腺素能受体的数量和敏感性。通过作用于上皮、血管、结缔组织和肌肉 4 层组织中的雌激素敏感受体来维持尿道的主动张力;②用法:口服或经阴道黏膜外用;③疗效:雌激素曾经广泛应用于压力性尿失禁的治疗,可以缓解尿频尿急症状,但不能减少尿失禁,且有诱发和加重尿失禁的风险;④不良反应:最新研究对雌性激素特别是过去常用的单纯性雌激素如己烯雌酚在治疗女性压力性尿失禁中的作用提出了质疑,有资料显示这类激素在应用的早期阶段有一定疗效,但如果长期应用不仅有较多的不良反应如增加子宫内膜癌、乳腺癌和心血管病的风险,且有加重压力性尿失禁症状的可能性。

### (二)手术治疗

女性压力性尿失禁患者治疗方法选择需考虑下列几个重要问题:①SUI 是单纯解剖性、内在括约肌失功能,还是两者混合所致;②SUI 伴有尿频、尿急的患者,是否存在 UUI 的病因,在手术纠正解剖因素后,尿频、尿急、尿失禁是否仍然存在;③SUI 患者伴有膀胱膨出,在施行尿道悬吊术后是否会发生排尿困难、残余尿甚至尿潴留。要解决上述问题,需进行全面检查。

1.Marshall 试验

用示、中指在膀胱颈下、尿道两旁将阴道壁抬高后,用腹压时可阻止尿液外流;作 Q-tip 试验将轻探针插入尿道深部,在使用腹压时探针与躯体水平抬高超过 30°。上述两个试验提示尿道过度活动所致的解剖性 SUI。

2.测量尿道长度

若短于 3 cm,外阴、阴道及尿道呈老年性萎缩,或曾有医源性膀胱尿道神经损伤史,应考虑为内在尿道括约肌失功能所致的尿失禁。

3.作尿液常规检查及尿道按摩后首段尿液检查

注意有无泌尿生殖道感染或炎症,必要时作尿动力学检查,以排除膀胱过度活动症及 UUI。

4.妇科检查

注意有无膀胱膨出及子宫脱垂,必要时取站立抬高一侧股部,观察用腹压时阴道壁膨出及子宫脱垂的程度。

上述检查若证实合并 OAB、泌尿生殖系统感染或炎症,或明显有膀胱膨出、子宫脱垂等情况,应分别予以处理。伴有内在括约肌失功能的患者,尿道悬吊手术可能收效,病情严重者需要施行尿道括约肌假体手术。伴有尿频、尿急的解剖性压力性患者,若无导致急迫症状的病因,是否应实施尿道悬吊手术,是较难取舍的问题,此类患者经各种药物治疗、物理治疗及针灸治疗,若症状无改善,在取得患者理解及同意后,可以施行尿道悬吊术。Schrepferman 通过临床观察,发现 SUI 伴低压运动性急迫症状者[尿动力学检查于膀胱内压<1.5 kPa(15 cmH$_2$O)时产生逼尿肌不稳定收缩的振幅],术后 91% 患者急迫症状缓解;而在伴有高压运动性急迫症状者中仅 28% 缓解,在感觉性急迫症状者仅 39% 术后急迫症状缓

解。提示术前伴有低压运动性急迫症状的妇女在施行膀胱颈悬吊术后,极少遗留尿急症状。

压力性尿失禁的手术有150多种术式,许多方法之间往往仅有很小的差异,而更多的是解剖学名词的纷繁和操作技巧的细微不同。目前用于压力性尿失禁的手术主要有以下四类。

(1)泌尿生殖膈成形术:阴道前壁修补术和 Kelly 折叠术。

(2)耻骨后尿道悬吊术:Burch 手术。

(3)悬吊带术:悬吊带术可用自身筋膜(腹直肌、侧筋膜、圆韧带)或合成材料医用材料带(阴道无张力尿道中段悬吊术 TVT、经阴道悬吊带术 IVS、SPARC 悬吊术、经闭孔阴道无张力尿道中段悬吊术 TVTO/TOT 等)。

(4)膀胱颈旁填充剂注射:明胶醛交叉连接牛胶原蛋白及已被允许用于治疗 SUI。

经过实践检验,美国尿控协会对女性 SUI 治疗的临床规范上提出:耻骨后尿道悬吊术和悬吊带术是治疗女性 SUI 的有效方法。

SUI 手术治疗的主要适应证包括:①非手术治疗效果不佳或不能坚持,不能耐受,预期效果不佳的患者;②中重度压力性尿失禁,严重影响生活质量的患者;③生活质量要求较高的患者;④伴有盆腔脏器脱垂等盆底功能病变需行盆底重建者,应同时行抗压力性尿失禁手术。

SUI 手术治疗的主要禁忌证包括:①伴尿道原因的排空困难;②膀胱逼尿肌不稳定;③严重的心、肝、肺、肾等疾病。

行手术治疗前应注意:①征询患者及家属的意愿,在充分沟通的基础上做出选择;②注意评估膀胱尿道功能,必要时应行尿动力学检查;③根据患者的具体情况选择术式,要考虑手术的疗效、并发症及手术费用,并尽量选择创伤小的术式;④尽量考虑到尿失禁的分类及分型;⑤对特殊病例应灵活处理,如多次手术或尿外渗导致的盆腔固定患者,在行抗尿失禁手术前应对膀胱颈和后尿道行充分的松解;对尿道无显著移动的Ⅲ型 ISD 患者,术式选择首推为经尿道注射,次为人工尿道括约肌及尿道中段吊带。

# 第五章
# 异 常 妊 娠

## 第一节 流 产

妊娠不足 28 周、胎儿体重不足 1 000 g 而终止者称为流产。孕 12 周前终止者称为早期流产,孕 12 周至不足 28 周终止者称为晚期流产。这个定义不是固定不变的,妊娠 20 周至不足28 周之间流产的胎儿体重在 500～1 000 g,有存活的可能,称为有生机儿,美国等国家把流产定义为妊娠 20 周前终止妊娠者。流产又分为自然流产和人工流产两大类。机械或药物等人为因素终止妊娠者称为人工流产,自然因素导致的流产称为自然流产。本节仅阐述自然流产。自然流产率占全部妊娠的 10%～15%,其中 80% 以上为早期流产。

### 一、病因

#### (一)胚胎因素

胚胎染色体异常是流产的主要原因。早期流产胚胎检查发现 50%～60% 有染色体异常。夫妇任何一方有染色体异常也可传至子代,导致流产。染色体异常包括:①数目异常。多见三体、单体 X、三倍体及四倍体。②结构异常。染色体分带技术监测可见易位、断裂、缺失。除遗传因素外,感染、药物等不良作用也可引起胚胎染色体异常,常在 12 孕周前发生流产,即使少数妊娠至足月,出生后可能为畸形儿或有代谢及功能缺陷。如发生流产,排出物往往为空胎囊或退化的胚胎,故应仔细检查流产产物。

#### (二)母体因素

1.全身性疾病

全身性感染时高热可促进子宫收缩引起流产,梅毒螺旋体、流感病毒、巨细胞病毒、支原体、衣原体、弓形体、单纯疱疹病毒等感染可导致流产;孕妇患心力衰竭、严重贫血、高血压、慢性肾炎及严重营养不良等缺血缺氧性疾病也可导致流产。

**2.内分泌异常**

黄体功能不足可致早期流产。甲状腺功能低下、严重的糖尿病血糖未控制均可导致流产。

**3.免疫功能异常**

与流产有关的免疫因素有配偶的组织兼容性抗原(HLA)、胎儿抗原、血型抗原(ABO及Rh)和母体的自身免疫状态。父母的HLA位点相同频率高,使母体封闭抗体不足也可导致反复流产。母儿血型不合、孕妇抗磷脂抗体产生过多、抗精子抗体的存在,均可使胚胎受到排斥而发生流产。

**4.生殖器异常**

畸形子宫如子宫发育不良、单角子宫、双子宫、子宫纵隔、子宫腔粘连及子宫肌瘤均可影响胚囊着床和发育而导致流产。子宫颈重度裂伤、子宫颈内口松弛、子宫颈过短常导致胎膜破裂而流产。

**5.创伤刺激**

子宫创伤如手术、直接撞击、性交过度也可导致流产;过度紧张、焦虑、恐惧、忧伤等精神创伤也有引起流产的报道。

**6.不良习惯**

过量吸烟、酗酒,吗啡、海洛因等毒品均可导致流产。

**(三)环境因素**

砷、铅、甲醛、苯、氯丁二烯、氧化乙烯等化学物质过多接触,均可导致流产。

**二、病理**

流产过程是妊娠物逐渐从子宫壁剥离,然后排出子宫。孕8周以前的流产,胚胎多已死亡,胚胎绒毛与底蜕膜剥离,导致其剥离面出血,坏死胚胎犹如宫内异物,刺激子宫收缩及子宫颈扩张。由于此时绒毛发育不全,着床还不牢固,妊娠物多可完全排出,出血不多。早期流产常见胚胎异常类型为无胚胎、结节状胚、圆柱状胚、发育阻滞胚、肢体畸形及神经管缺陷。孕8~12周时绒毛发育茂盛,与底蜕膜联系较牢固,流产时妊娠物往往不易完整排出而部分滞留子宫腔,影响子宫收缩,出血量多,且经久不止;孕12周后,胎盘已完全形成,流产时先出现腹痛,继而排出胎儿和胎盘,如胎盘剥离不全,可引起剥离面大量出血。胎儿在子宫腔内死亡过久,可被血块包围,形成血样胎块而引起出血不止。也可吸收血红蛋白而形成肉样胎块,或胎儿钙化后形成石胎。其他还可见压缩胎儿、纸样胎儿、浸软胎儿、脐带异常等病理表现。

### 三、临床表现

主要为停经后阴道流血和腹痛。

#### (一)停经

大部分的自然流产患者均有明显的停经史,结合早孕反应、子宫增大,以及B超检查发现胚囊等表现能够确诊妊娠。但是,如果妊娠早期发生流产,流产导致的阴道流血很难与月经异常鉴别,往往没有明显的停经史。有报道提示,大约50%流产是妇女未知已孕就发生受精卵死亡和流产。对于这些患者,要根据病史、血、尿 HCCT 及 B 超检查的结果综合判断。

#### (二)阴道流血和腹痛

早期流产者常先有阴道流血,而后出现腹痛。由于胚胎坏死,绒毛与蜕膜剥离,血窦开放,出现阴道流血;剥离的胚胎及血液刺激子宫收缩,排出胚胎,产生阵发性下腹疼痛;当胚胎完全排出后,子宫收缩,血窦关闭,出血停止。晚期流产的临床过程与早产及足月产相似,经过阵发性子宫收缩,排出胎儿及胎盘,同时出现阴道流血。晚期流产时胎盘与子宫壁附着牢固,如胎盘粘连仅部分剥离,残留组织影响子宫收缩,血窦开放,可导致大量出血、休克、甚至死亡。胎盘残留过久,可形成胎盘息肉,引起反复出血、贫血及继发感染。

### 四、临床分型

按流产发展的不同阶段,分为以下临床类型。

#### (一)先兆流产

停经后出现少量阴道流血,常为暗红色或血性白带,无妊娠物排出。流血后数小时至数天可出现轻微下腹痛或腰骶部胀痛。子宫颈口未开,子宫大小与停经时间相符。经休息及治疗,症状消失,可继续妊娠;如症状加重,则可能发展为难免流产。

#### (二)难免流产

难免流产又称为不可避免流产。在先兆流产的基础上,阴道流血增多,腹痛加剧,或出现胎膜破裂。检查见子宫颈口已扩张,有时可见胚囊或胚胎组织堵塞于子宫颈口内,子宫与停经时间相符或略小。B超检查仅见胚囊,无胚胎或胚胎血管搏动也属于此类型。

### (三)不全流产

难免流产继续发展,部分妊娠物排出子宫腔,或胎儿排出后胎盘滞留子宫腔或嵌顿于子宫颈口,影响子宫收缩,导致大量出血,甚至休克。检查可见子宫颈已扩张,子宫颈口有妊娠物堵塞及持续性血液流出,子宫小于停经时间。

### (四)完全流产

有流产的症状,妊娠物已全部排出,随后流血逐渐停止,腹痛逐渐消失。检查见子宫颈口关闭,子宫接近正常大小。

此外,流产尚有三种特殊情况。①稽留流产:又称过期流产,指宫内胚胎或胎儿死亡后未及时排出者。典型表现是有正常的早孕过程,有先兆流产的症状或无任何症状;随着停经时间延长,子宫不再增大或反而缩小,子宫小于停经时间,早孕反应消失,子宫颈口未开,质地不软。②习惯性流产:指连续自然流产3次或3次以上者。有学者将连续两次流产者称为复发性自然流产。常见原因为胚胎染色体异常、免疫因素异常、甲状腺功能低下、子宫畸形或发育不良、子宫腔粘连、子宫颈内口松弛等。往往每次流产发生在同一妊娠月份,其临床过程与一般流产相同。子宫颈内口松弛者,往往在妊娠中期无任何症状而发生子宫颈口扩张,继而羊膜囊突向子宫颈口,一旦胎膜破裂,胎儿迅即娩出。③流产合并感染:多见于阴道流血时间较长的流产患者,也常发生在不全流产或不洁流产时。临床表现为下腹痛、阴道有恶臭分泌物,双合诊检查有子宫颈摇摆痛。严重时引起盆腔腹膜炎、败血症及感染性休克。常为厌氧菌及需氧菌混合感染。

### 五、诊断

根据病史、临床表现即可诊断,但有时需结合辅助检查才能确诊。流产的类型涉及相应的处理,诊断时应予确定。

### (一)病史

询问有无停经史、早孕反应及其出现时间,阴道流血量、持续时间、与腹痛的关系,腹痛的部位、性质,有无妊娠物排出。了解有无发热、阴道分泌物有无臭味可协助诊断流产合并感染,询问反复流产史有助于诊断习惯性流产。

### (二)体格检查

测量体温、脉搏、呼吸、血压,有无贫血及急性感染征象,外阴消毒后妇科检查了解子宫颈是否扩张、有无妊娠物堵塞或羊膜囊膨出;子宫有无压痛、与停经时间是否相符,双附件有无压痛、增厚或包块。疑为先兆流产者,操作应轻柔。

### (三)辅助诊断

**1.B 超检查**

测定妊娠囊的大小、形态、胎心搏动,并可辅助诊断流产类型,如妊娠囊形态异常,提示妊娠预后不良。子宫腔和附件检查有助于稽留流产、不全流产及异位妊娠的鉴别诊断。

**2.妊娠试验**

连续测定血 β-HCCT 的动态变化,有助于妊娠的诊断和预后判断。妊娠6～8 周时,血β-HCCT是以每天 66％的速度增加,如果血 β-HCCT 每48 小时增加不到 66％,则提示妊娠预后不良。

**3.其他检查**

孕激素、HPL 的连续测定有益于判断妊娠预后;习惯性流产患者可行妊娠物及夫妇双方的染色体检查。

## 六、处理

确诊流产后,应根据其类型进行相应处理。

### (一)先兆流产

应卧床休息,严禁性生活,足够的营养支持。保持情绪稳定,对精神紧张者可给予少量对胎儿无害的镇静剂。黄体功能不足者可给予黄体酮10～20 mg,每天或隔天肌内注射一次,过量应用可致稽留流产;或 HCCT 3 000 U,隔天肌内注射一次;也可口服维生素 E 保胎。甲状腺功能低下者可口服小剂量甲状腺素。如阴道流血停止、腹痛消失、B超证实胚胎存活,可继续妊娠。若临床症状加重,B 超发现胚胎发育不良,β-HCCT 持续不升或下降,表明流产不可避免,应终止妊娠。

### (二)难免流产

一旦确诊,应及早排出胚胎及胎盘组织。可行刮宫术,对刮出物应仔细检查,并送病理检查。晚期流产时子宫较大,出血较多,可用缩宫素10～20 U 加入5％葡萄糖液 500 mL 中静脉滴注,促进子宫收缩。必要时行刮宫术,清除宫内组织。术后可行 B 超检查,了解有无妊娠物残留,并给予抗生素预防感染。

### (三)不全流产

由于部分组织残留子宫腔或堵塞于子宫颈口,极易引起子宫大量出血。故应在输液、输血的同时立即行刮宫术或钳刮术，并给予抗生素预防感染。

### （四）完全流产

症状消失、B超检查子宫腔无残留物。如无感染，可不予特殊处理。

### （五）稽留流产

死亡胎儿及胎盘组织在子宫腔内稽留过久，可导致严重的凝血功能障碍及弥散性血管内凝血的发生，应先行凝血功能检查，在备血、输液条件下行刮宫术；如凝血机制异常，可用肝素、纤维蛋白原、新鲜血、血小板等纠正后再行刮宫。稽留流产时胎盘组织常与子宫壁粘连较紧，手术较困难。如凝血功能正常，刮宫前可口服己烯雌酚 5 mg，每天 3 次，连用 5 天，或苯甲酸雌二醇 2 mg 肌内注射，每天 2 次，连用3天，可提高子宫肌对缩宫素的敏感性。刮宫时可用缩宫素 5～10 U加于 5％葡萄糖液 500 mL 中静脉滴注，或用米索前列醇 400 μg 置于阴道后穹隆。子宫＞12孕周者，应静脉滴注缩宫素，促使胎儿、胎盘排出。行刮宫术时应避免子宫穿孔。术后应常规行 B 超检查，以确认子宫腔残留物是否完全排出，并加强抗感染治疗。

### （六）习惯性流产

染色体异常夫妇应于孕前进行遗传咨询，确定可否妊娠；还可行夫妇血型鉴定及丈夫精液检查；明确女方有无生殖道畸形、肿瘤、子宫腔粘连。子宫颈内口松弛者应在妊娠前行子宫颈内口修补术，或于孕 12～18 周行子宫颈内口环扎术。有学者对不明原因的习惯性流产患者行主动免疫治疗，将丈夫或他人的淋巴细胞在女方前臂内侧或臀部做多点皮内注射，妊娠前注射 2～4 次，妊娠早期加强免疫 1～3 次，妊娠成功率可达86％。此外，习惯性流产患者确诊妊娠后，可常规肌内注射 HCCT 3 000～5 000 U，隔天一次，至妊娠 8 周后停止。

### （七）流产合并感染

治疗原则为迅速控制感染，尽快清除宫内残留物。如为轻度感染或出血较多，可在静脉滴注有效抗生素的同时进行刮宫，以达到止血目的；感染较严重而出血不多时，可用高效广谱抗生素控制感染后再行刮宫。刮宫时可用卵圆钳夹出残留组织，忌用刮匙全面搔刮，以免感染扩散。严重感染性流产可并发盆腔脓肿、血栓性静脉炎、感染性休克、急性肾衰竭及弥散性血管内凝血等，应高度重视并积极预防，必要时切除子宫去除感染源。

# 第二节 早 产

早产是指妊娠满 28 周而不满 37 周且新生儿出生体重≥1 000 g 分娩者。早产根据原因分为 3 类:自发性早产、未足月胎膜早破早产和治疗性早产。治疗性早产是因妊娠合并症或并发症为母儿安全需要提前终止妊娠者。早产儿各器官发育尚不够健全,出生孕周越小,体重越轻,预后越差。

## 一、临床表现

临床上,早产可分为先兆早产和早产临产两个阶段。

### (一)先兆早产

先兆早产指有规则或不规则宫缩,但子宫颈尚未扩张,而经阴道超声测量子宫颈管长度≤20 mm,诊断为先兆早产。

### (二)早产临产

出现规律宫缩(指每 20 分钟 4 次或每 60 分钟内 8 次),同时子宫颈管进行性缩短(子宫颈缩短≥80%),伴有子宫口扩张 1 cm 以上。

## 二、早产高危人群

(1)有晚期流产及(或)早产史者。

(2)阴道超声检查:孕中期阴道超声检查发现子宫颈长度<25 mm 的孕妇。

(3)有子宫颈手术史者:如子宫颈锥切术、环形电极切除术治疗后发生早产的风险增加,子宫发育异常者早产风险也会增加。

(4)孕妇年龄过小或过大者:孕妇≤17 岁或>35 岁。

(5)妊娠间隔过短的孕妇:两次妊娠间隔如控制在 18～24 个月,早产风险相对较低。

(6)过度消瘦的孕妇:体质指数<19 kg/m²,或孕前体质量<50 kg,营养状况差。

(7)多胎妊娠者:双胎的早产率近 50%,三胎的早产率高达 90%。

(8)辅助生殖技术助孕者。

(9)胎儿及羊水量异常者:胎儿结构畸形和/或染色体异常、羊水过多或过少者,早产风险增加。

(10)有妊娠并发症或合并症者:如并发重度子痫前期、子痫、产前出血、妊娠期肝内胆汁淤积症、妊娠期糖尿病、并发甲状腺疾病、严重心肺疾病、急性传染病等,早产风险增加。

(11)异常嗜好者:有烟酒嗜好或吸毒的孕妇,早产风险增加。

### 三、早产的预测方法

(1)前次晚期自然流产或早产史:但不包括治疗性晚期流产或早产。

(2)妊娠 24 周前阴道超声测量子宫颈长度<25 mm:不推荐对早产低风险人群常规筛查子宫颈长度。

### 四、诊断

#### (一)诊断先兆早产

出现规则或不规则宫缩,子宫颈尚未扩张,阴道超声测量子宫颈管长度≤20 mm。

#### (二)诊断早产临产

规律宫缩,同时子宫颈管进行性缩短(子宫颈缩短≥80%),伴有子宫口扩张 1 cm 以上。

### 五、鉴别诊断

需与 Braxton Hicks 宫缩进行鉴别。Braxton Hicks 宫缩为无痛性宫缩,自孕 18～20 周起,子宫稀发、不规则、不对称的收缩,随着妊娠周数的增加,收缩的频率和幅度相应增加,子宫内压力不超过 1.3～2.0 kPa(10～15 mmHg),一般不引起子宫颈管缩短及子宫颈扩张。

### 六、治疗

治疗原则:抑制宫缩,为促胎儿肺成熟赢得时间,胎儿脑保护治疗,有指征的应用抗生素预防感染。

#### (一)宫缩抑制剂

一般应用 48 小时,超过 48 小时维持用药不能明显降低早产率,但明显增加药物不良反应,故无宫缩及时停药。两种或以上宫缩抑制剂联合使用可能增加不良反应的发生,应尽量避免联合使用。

1.钙通道阻滞剂

硝苯地平起始剂量为 20 mg 口服,然后 10～20 mg,每天 3～4 次,根据宫缩情况调整,可持续 48 小时。服药中注意观察血压,防止血压过低。

2.前列腺素抑制剂

吲哚美辛主要用于妊娠 32 周前早产。起始剂量为 50～100 mg 经阴道或直肠给药,也可口服,然后 25 mg 每 6 小时 1 次,可维持 48 小时。不良反应:在母体方面主要恶心、胃酸反流、胃炎等;在胎儿方面,妊娠 32 周后使用或使用时间超过 48 小时,可引起胎儿动脉导管提前关闭,也可因减少胎儿肾血流量而使羊水量减少,因此,使用期间需要监测羊水量及胎儿动脉导管宽度。当发现胎儿动脉导管狭窄时立即停药。

禁忌证:孕妇血小板功能不良、出血性疾病、肝功能不良、胃溃疡、有对阿司匹林过敏的哮喘病史。

3.$\beta_2$ 肾上腺素能受体激动剂

利托君:起始剂量 50～100 $\mu g/min$ 静脉滴注,每 10 分钟可增加剂量 50 $\mu g/min$,至宫缩停止,最大剂量不超过 350 $\mu g/min$,共 48 小时。使用过程中应密切关注心率和主诉,如心率超过 120 次/分,或诉心前区疼痛应停止使用。

不良反应:在母体方面主要有恶心、头痛、鼻塞、低血钾、心动过速、胸痛、气短、高糖、肺水肿、偶有心肌缺血等;胎儿及新生儿方面主要有心动过速、低血糖、低血钾、低血压、高胆红素,偶有脑室周围出血等。用药禁忌证有心脏病、心律不齐、糖尿病控制不满意、甲状腺功能亢进者。

4.缩宫素受体拮抗剂

主要是阿托西班,起始剂量为 6.75 mg 静脉滴注 1 分钟,继之 18 mg/h 维持 3 小时,接着 6 mg/h 维持 45 小时。不良反应轻微,无明确禁忌,但价格较昂贵。

(二)硫酸镁应用

妊娠 32 周前早产者常规应用硫酸镁,作为胎儿中枢神经系统保护剂治疗。

孕 32 周前早产者,负荷剂量 5.0 g 静脉滴注,30 分钟滴完,然后以 1～2 g/h 维持。建议应用硫酸镁 3～5 天。硫酸镁应用前及使用过程中应监测呼吸、膝反射、尿量,24 小时总量不超过 30 g。禁忌证有孕妇患肌无力、肾衰竭等。

(三)糖皮质激素

糖皮质激素用于促胎肺成熟。妊娠 28～34$^{+6}$ 周的先兆早产应当给予 1 个疗程的糖皮质激素。地塞米松 6 mg 每 12 小时 1 次,共 4 次,肌内注射。若早产临产,来不及完成完整疗程者,也应给药。

(四)抗生素

胎膜早破者,予抗生素预防感染,胎膜完整者,不推荐应用抗生素,除非分娩在即而下生殖道 B 族溶血性链球菌检测阳性。

**(五)产时处理与分娩方式**

1.终止早产的指征

(1)宫缩进行性增强,经过治疗无法控制者。

(2)有宫内感染者。

(3)衡量母胎利弊,继续妊娠对母胎的危害大于胎肺成熟对胎儿的好处。

(4)孕周已过 34 周,如无母胎并发症,应停用抗早产药,顺其自然,不必干预,只需密切监测胎儿情况即可。

2.分娩方式

大部分早产儿可经阴道分娩。

(1)产程中加强胎心监护有利于识别胎儿窘迫,尽早处理。

(2)分娩镇痛以硬脊膜外阻滞麻醉镇痛相对安全。

(3)不提倡常规会阴侧切,也不支持没有指征的产钳应用。

(4)对臀位特别是足先露者应根据当地早产儿治疗护理条件权衡剖宫产利弊,因地制宜选择分娩方式。

(5)早产儿出生后适当延长 30～120 秒后断脐,可减少新生儿输血的需要,大约可减少 50% 的新生儿脑室内出血。

**(六)早产的预防**

1.一般预防

(1)孕前宣教:①避免低龄(<17 岁)或高龄(>35 岁)妊娠;②提倡合理的妊娠间隔(>6 个月);③避免多胎妊娠;④避免体质量过低妊娠;⑤戒烟、酒;⑥控制好原发病如高血压、糖尿病、甲状腺功能亢进、红斑狼疮等;⑦停止服用可能致畸的药物。

(2)孕期注意事项:①第一次产检时应详细了解早产高危因素,以便尽可能针对性预防;②合理增加妊娠期体质量;③避免吸烟、饮酒。

2.特殊类型孕酮的应用

特殊类型孕酮有 3 种:微粒化孕酮胶囊、阴道孕酮凝胶、17α-羟己酸孕酮酯,其有效性仍缺乏大样本循证医学证据。

3.子宫颈环扎术

(1)子宫颈功能不全:既往有子宫颈功能不全妊娠丢失病史,行子宫颈环扎术对预防早产有效。子宫颈环扎首选经阴道子宫颈环扎术,除非有经阴道子宫颈环扎禁忌或经阴道子宫颈环扎失败。

（2）对有前次早产或晚期流产史，此次为单胎妊娠，妊娠 24 周前子宫颈长度＜25 mm，无子宫颈环扎术禁忌证，推荐使用子宫颈环扎术。但对子宫发育异常、子宫颈锥切术后，子宫颈环扎术无预防早产作用；而对双胎妊娠，子宫颈环扎术可能增加早产和胎膜早破风险，不推荐使用子宫颈环扎术。

**七、注意事项**

（1）对有高危因素的孕妇进行早产预测，有助于评估风险并及时处理，进行阴道超声检查了解子宫颈长度及形态。

（2）治疗原则为若胎膜完整和母胎情况允许，尽量保胎至妊娠 34 周，方法主要为促胎肺成熟和抑制宫缩。

（3）早产儿，尤其是＜32 孕周的早产儿，需要良好的新生儿救治条件，故对有条件者可转到有早产儿救治能力的医院分娩。

（4）医患沟通中强调治疗早产过程中，因存在个体差异，对药物反应不同，在治疗过程中，仍有早产临产，早产不可避免可能，强调早产对新生儿的危害性。

# 第三节 妊 娠 剧 吐

妊娠早期孕妇发生择食、食欲缺乏、轻度恶心呕吐、头晕、倦怠等症状，称为早孕反应。一般于妊娠 3 个月左右自然消失，不需特殊处理。少数孕妇早孕反应严重，频繁持续性恶心呕吐，不能进食、进水，导致体液失衡及新陈代谢障碍，严重者肝、肾功能受损，影响身体健康，甚至危及孕妇生命，称妊娠剧吐。加拿大妇产科医师学会的定义为持续存在的呕吐导致患者体重比孕前减轻 5％以上，并且伴发电解质失衡及酮尿。发生率为 0.5％～2.0％。作出该诊断前应该排除其他引起恶心、呕吐的疾病。妊娠剧吐是孕早期住院患者的首要疾病。

**一、病因与发病机制**

原因至今尚未完全明确。目前有内分泌因素、心理因素及进化性适应等3 个假说。

**（一）胎盘激素**

胎盘激素主要是人绒毛膜促性腺激素。因早孕反应症状出现与消失的时间同孕妇血人绒毛膜促性腺激素值上升与下降的时间相一致,又发现呕吐发生率与人绒毛膜促性腺激素浓度变化相关。如葡萄胎患者、多胎妊娠孕妇血人绒毛膜促性腺激素值明显升高,妊娠剧吐发生率也较高,症状较重,妊娠一旦终止,人绒毛膜促性腺激素水平下降后,症状也随之减轻、消失。但也有部分孕妇不能用人绒毛膜促性腺激素水平来解释,如有些孕妇人绒毛膜促性腺激素水平虽高并未发生呕吐;而另一些孕妇,人绒毛膜促性腺激素水平不高却发生剧烈呕吐。

### (二)精神、社会因素

临床上往往见到精神紧张而敏感、焦急、忧虑、神经系统功能不稳定及生活环境和经济状况较差的孕妇,易发生妊娠剧吐,提示该病可能与精神、身体素质有关。

### (三)其他因素

如多胎妊娠孕妇、妊娠滋养细胞疾病患者、患运动病及偏头痛的孕妇。有家族性,患者的姐妹及女儿更易出现妊娠剧吐。妊娠剧吐有复发性,并且随着孕次增加症状更严重。

## 二、临床表现

年轻初孕妇多见,按病情程度可分为轻症和重症两类。轻症患者可有挑食、厌食、反复呕吐、便秘、神疲头晕、乏力等,但体重、体温、脉搏均无明显改变,尿酮体阴性。重症患者频繁呕吐不能进食,吐出物除食物、黏液、清水外,甚至可有胆汁或咖啡色血水。严重者引起脱水及电解质紊乱,消耗体内脂肪,其中间产物丙酮蓄积,引起代谢性酸中毒,尿中出现酮体。表现为体重下降,明显消瘦,面色苍白,并感全身乏力,皮肤黏膜干燥、失去弹性,口唇燥裂,眼窝凹陷,体温升高,血压下降,呼吸深快,脉搏细速(100~120 次/分)。当肝肾功能受到损害时出现黄疸,ALT 升高和尿量减少、蛋白尿。由于血浆蛋白及纤维蛋白原减少,孕妇出血倾向增加。病情继续发展,可出现嗜睡、意识模糊,谵妄甚至昏睡状态、昏迷、死亡。

持续性的妊娠剧吐很少见,如发生,常与严重的肝损有关。

## 三、诊断

(1)根据病史、临床表现、妇科检查及人绒毛膜促性腺激素测定,诊断早孕一般并不困难,尿中酮体阳性,则可诊断为妊娠剧吐。

(2)为判定病情的轻重程度,除依据临床表现外,还可行实验室检查以协助诊断。

(3)必要时应行眼底检查及神经系统检查。

(4)持续性的妊娠剧吐患者肝活检可发现肝小叶中央坏死和广泛的脂肪变性,其改变与长期饥饿的改变相似。

**四、鉴别诊断**

妊娠剧吐主要应与葡萄胎及可能引起呕吐的疾病如病毒性肝炎、胃肠炎、溃疡病、胰腺炎、肠梗阻等消化系统疾病,以及尿毒症、肾脏感染、糖尿病酮症酸中毒、颅内疾病和药物毒性等相鉴别。

**五、检验诊断**

妊娠剧吐常伴水电解质平衡失调,严重可致脱水、肝肾功能损害,实验室检查在妊娠剧吐诊断及病情判断上具重要价值。

**(一)一般检验项目**

1.血常规

妊娠剧吐患者由于严重的呕吐,可致机体脱水,血容量减少。患者血常规结果常表现为红细胞数量、血红蛋白量、血细胞比容增高,而红细胞指数、平均红细胞体积、平均红细胞血红蛋白量等常在正常范围内。

2.肝功能检查

妊娠剧吐患者常伴肝功能异常。有 15%～50%妊娠剧吐患者血清转氨酶水平升高,但升高水平不明显,通常不超过正常上限的 4 倍。

3.肾功能试验

严重妊娠剧吐患者可导致肾功能受损而致肾功能试验异常。肾功能试验有助于严重妊娠剧吐患者有无肾功能损伤及其损伤程度的判定。

4.电解质(钾、钠、氯)测定

(1)检测方法:离子选择电极法。

(2)标本:血清。

(3)参考范围:钾为 3.5～5.3 mmol/L;钠为 137～147 mmol/L;氯为 99～110 mmol/L。

(4)临床诊断意义及评价:妊娠剧吐患者因严重呕吐、脱水及进食少常导致电解质紊乱,可表现为低钾血症、低钠血症、低氯血症等电解质平衡失调。

5.尿液常规检查

(1)检测方法:尿液一般性状检查;干式化学定性分析;尿液沉渣显微镜检查。

(2)标本:首次晨尿为佳,也可留取新鲜随机尿液,2 小时内完成检查。

(3)参考范围:尿量 1 000～2 000 mL/24 h;尿比重 1.015～1.025;尿酮体定性阴性。

(4)临床诊断意义及评价:由于严重的呕吐,可致机体脱水,导致尿量减少,尿比重下降;同时患者进食减少,引起饥饿状态致脂肪分解代谢增强,但往往伴随氧化不全,容易产生过多中间产物,如丙酮、乙酰乙酸、β-羟丁酸等酮体,致尿中酮体出现阳性。

(二)特殊检验项目

血气分析。

(1)检测方法:自动化血气分析仪检测法。

(2)标本:肝素抗凝动脉全血。

(3)参考范围:pH 7.35～7.45;二氧化碳分压($PaCO_2$)4.7～6.0 kPa(35～45 mmHg);氧分压($PaO_2$)10.7～13.3 kPa(80～100 mmHg);氧饱和度($SatO_2$)91.9%～99.0%;肺泡动脉氧分压差($AaDO_2$)0.7～10.7 kPa(5～80 mmHg)。

(4)临床诊断意义及评价:妊娠剧吐患者由于严重的呕吐及进食减少引起饥饿状态致体内脂肪分解代谢增强,容易产生过多酮体。严重者血中酮体过多积聚,可引起代谢性酸中毒。

(5)方法学评价及问题:①在血气标本抽取中,用注射器抽血时较易混入气泡,应在抽血后立即排出气泡。空气混入气泡会使血气分析 $PaCO_2$ 下降,$PaO_2$ 升高。②抽血的注射器中肝素残留过多或抽血量过少,也会使血气分析结果 $PaCO_2$ 下降,$PaO_2$ 升高,以及 pH 改变。③标本抽取后应尽快检测,一般在抽血后 20 分钟内应予测定。因血液离体后在室温下存放,由于血细胞的代谢耗氧,$PaO_2$ 可下降,$PaCO_2$ 升高,pH 减小,这种改变在白细胞计数增多的患者标本中尤为明显。标本如果不能及时送检或仪器故障不能及时分析,样品应放入碎冰块中或置 0～4 ℃冰箱内,以延缓血细胞的代谢速度,样本在冰箱内保存时间不应超过 2 小时。

## 六、治疗

一旦诊断妊娠剧吐,应入院积极治疗。治疗原则是补充营养,纠正水、电解质紊乱及酸碱失衡,合理使用止吐药物、防治并发症。

### (一)饮食管理

应尽量避免接触容易诱发呕吐的有气味或刺激性的食品或添加剂。避免早晨空腹,鼓励少量多餐,两餐之间饮水、进食清淡易消化、干燥及高蛋白的食物。避免进食咖啡、辣椒、高脂肪、酸性、过咸过甜的食物,建议食用坚果、椒盐脆饼、克力架、谷物和烤面包片等零食,餐后半小时用试管饮用少量姜汁汽水、柠檬水、橙汁或运动饮料等。对于不能进食者,可采用鼻胃管肠内营养或肠外静脉营养治疗。

### (二)纠正脱水及电解质紊乱

(1)每天静脉补液总量在 3 000 mL 左右,可滴注 5% 或 10% 的葡萄糖液、葡萄糖盐水、生理盐水及平衡液等。补液中加入维生素 $B_6$ 100 mg、维生素 $B_1$ 100 mg、维生素 C 2~3 g,连续输液至少 3 天,视呕吐缓解程度和进食情况调整,维持每天尿量≥1 000 mL。为预防和治疗 Wernicke 脑病,可先补充维生素 $B_1$。可按照葡萄糖 4~5 g＋胰岛素 1 U＋10% KCl 1.0~1.5 g 配成极化液输注补充能量。

(2)对低钾者,静脉补充钾离子。建议每天补钾 3~4 g,严重低钾血症时可补钾至 6~8 g/d。注意"见尿补钾"。原则上每 500 mL 尿量补钾 1 g 较为安全,同时监测血清钾水平和心电图,酌情调整剂量。肾功能不全者谨慎补钾。

(3)可适当补充碳酸氢钠或乳酸钠溶液纠正代谢性酸中毒,常用量为每次 125~250 mL。根据血气检查结果调整用量。

(4)对营养不良者,可静脉补充必需氨基酸及脂肪乳等营养液。

### (三)止吐药物治疗

止吐药物的分类有维生素(吡哆醇,即维生素 $B_6$)、组胺 $H_1$ 受体拮抗剂(多西拉敏、苯海拉明、美克洛嗪、茶苯海明)、多巴胺受体拮抗剂(丙氯拉嗪、氯丙嗪、甲氧氯普胺、异丙嗪、氟哌利多)、5-羟色胺受体拮抗剂(恩丹西酮、格雷司琼)、组胺 $H_2$ 受体拮抗剂(雷尼替丁、西咪替丁)及糖皮质激素(甲基泼尼松龙、泼尼松龙、氢化可的松)。

药物选择的原则是根据药物的有效性和安全性循序用药。作为一线用药,建议首选多西拉敏和维生素 $B_6$ 联合用药,如果呕吐持续,建议增加苯海拉明或美克洛嗪。如果症状仍无改善,再用二线药物丙氯拉嗪或甲氧氯普胺。恩丹西酮作为二线药物可用于脱水呕吐严重者。对于难治性患者,可用氯丙嗪和糖皮质激素。大部分患者经治疗后在孕 16~20 周症状改善或消失,极少数需要在孕 20 周后继续药物治疗。

因用药多从孕早期开始,应注意药物对胚胎和胎儿的影响。异丙嗪如在妊娠晚期持续使用可致新生儿发生戒断效应和锥体外系反应。糖皮质激素早孕期应用与胎儿唇裂相关,应避免在孕 10 周前作为一线用药,且仅作为顽固性妊娠剧吐患者的最后止吐方案。

## 七、其他治疗

(1)心理治疗:医护人员和家属应给予患者关心和心理疏导,告知妊娠剧吐经积极治疗 2～3 天后,病情多迅速好转,仅少数孕妇出院后症状复发,需再次入院治疗。

(2)针灸和指压:按摩内关穴位可有助于缓解症状。

(3)食用生姜有助于止吐。

(4)催眠术。

# 第六章
# 妊娠合并症

## 第一节　妊娠合并心肌病

### 一、肥厚性心肌病和妊娠

肥厚性心肌病是一个以心室肌呈非对称性肥厚,心室内腔变小为特征,以心肌细胞和心肌纤维排列紊乱为基本改变的心肌疾病。肥厚性心肌病与遗传的因素相关。成人中发病的比例约为1/500。发病原因主要是心肌的肌小节蛋白质编码的10个基因中至少一个发生错义突变。

过去认为,肥厚性心肌病是罕见的病例且伴恶性的预后。新近来自非相关多中心的研究显示,肥厚性心肌病并非不常见,人量的患者的总预后相对良性。然而,有一些亚型的患者,有较高的猝死或心力衰竭的风险,需要做进一步的危险分层。虽然肥厚性心肌病的大多数患者能够安全地经历妊娠,但重要的是,当我们处理这些患者的时候要了解肥厚性心肌病这个疾病并能确定妊娠过程中出现的风险。

### (一)解剖和病理生理

肥厚性心肌病必须具备的条件是排除了继发性因素如高血压,浸润性或糖原积累异常的心肌肥厚。虽然,早年认为心肌肥厚多开始于室间隔。然而肥厚的心肌也可以位于室间隔的基底部、游离壁或心室的心尖部。在肥厚性心肌病中,中央型的肥厚可影响所有的心室壁。目前有证据表明伴家族性肥厚性心肌病的某些患者中可有基因的突变,为不完全性的外显率,在初期筛查的患者中不一定具有肥厚的表现。肥厚可以为后期疾病的表现,可能在生命的最后十年才具有临床表现。

虽然大部分患者无症状,但仍有一部分患者因为肥厚性心肌病而有显著的症状,左心室流出道梗阻的患者运动后可出现胸痛、气促、疲倦、心悸和昏厥。猝死可以是患者疾病的首次表现。病理生理主要由流出道梗阻造成血流动力学改变的联合作用所构成。包括舒张功能不全、心肌缺血、二尖瓣反流和心律失常。舒张功能不全是由于心室的松弛减慢和心室顺应性减低的结果。由于氧供需失衡,动脉血管床内的管腔增厚,冠状动脉血流储备减少而造成心肌缺血,可产生缺血性的症状。

左心室流出道梗阻是由于基底间隔部的心肌严重肥厚并突向左心室流出道,二尖瓣于收缩期相继产生前向运动而形成。二尖瓣异常运动的产生一方面是由于流出道血流速度加快吸引二尖瓣叶移向流出道的流速效应或由于牵引力的作用推动冗余的二尖瓣叶移向流出道。二尖瓣关闭不全可继发于二尖瓣附属结构的异常。如乳头肌前移进一步加重流出道的梗阻。重度流出道梗阻的患者妊娠期间可由于血流动力学的后果而处于极高的风险。

**(二)孕龄妇女肥厚性心肌病的诊断**

肥厚性心肌病的临床诊断依据显著非对称性左心室肥厚的二维超声心动图表现,以排除其他疾病继发的心肌肥厚。

肥厚性心肌病的年轻患者通常无症状,患者主要通过家族的筛查或听诊发现心脏杂音或异常心电图表现并通过常规医学检查而作出初步的诊断。肥厚性心肌病患者有时在妊娠期间可因收缩期杂音而受到关注。左心室流出道梗阻的杂音可有变化,应建议患者分别做下蹲、站立的姿势。患者采用站立位时,收缩后期喷射性杂音的持续时间和响度都可显著增加。

肥厚性心肌病患者通常的心电图特征是:心房扩大,心室肥厚,心电图改变伴继发性的 ST 和 T 波异常。具异常心电图的患者应给予超声心动图检查,以了解左心室壁增厚的情况。超声心动图被认为是肥厚性心肌病诊断的"金标准"。如果心电图的异常表现不能够被通常的诊断方法所解析,应采用对比剂增强超声心动图和磁共振成像(MRI)检查协助诊断。

二尖瓣收缩期前向运动伴左心室流出道多普勒信号峰值延迟、速率增高是诊断动力性左心室流出道梗阻的诊断标准。梗阻的程度可通过多普勒速率峰值确定,并应在休息和激发状态下分别进行测量(一个室性期前收缩后,Valsava 的紧张期或在吸入亚硝酸异戊酯期间)。

**(三)遗传学和家族的筛查**

肥厚性心肌病通常是肌节蛋白基因错义突变的结果,并以常染色体显性遗传的方式传递。目前已确定 10 个不同的肌节蛋白基因有超过 200 个错义突变。一旦诊断肥厚性心肌病,即使完全无症状,所有的患者都应进行遗传咨询和家族筛查。最先被诊断的先证者第一级亲属应给予体格检查,心电图和超声心动图的筛查。青少年应在生长发育的全过程每年筛查 1 次。成年人应每 5 年筛查 1 次,因为有些基因突变致心肌肥厚的表现会出现较晚。将来对已证实肥厚性心肌病患者一级亲属的筛查应增加遗传学的分析以进一步筛查肥厚性心肌病的存在或缺如。

准备妊娠的患者必须进行遗传咨询。因为其后代获得肥厚性心肌病的机会是 50%。如果肥厚性心肌病的表现在非常早的儿童期出现,患者的病情严重,预后不良。围产期超声筛查的应用价值仍有争论。将来,分子学的诊断将会在围产期的筛查中应用。

**(四)妊娠的风险**

妊娠的风险与血流动力学的恶化、心律失常和猝死相关。大多数肥厚性心肌病的年轻女性,能顺利经历妊娠。妊娠期血容量和射血容积的增加均有利于改善动力性左心室流出道梗阻。大多数妊娠前无症状或只有轻微症状的女性患者在妊娠期症状不会加重。有些患者可因血容量的增加而气促加重,但症状可经使用低剂量的利尿剂而改善。

妊娠前已有中至重度症状的患者有 10%～30% 的症状会加重,特别是已存在左心室流出道梗阻的患者。左心室流出道压力梯度越高,症状越有恶化的可能。重度左心室流出道梗阻的患者[(压力梯度>13.3 kPa(100 mmHg)]在妊娠和分娩期间血流动力学恶化的风险最高。

妊娠期间,肥厚性心肌病患者发生猝死和心室颤动心肺复苏的情况不常见,但也可见于报道。

**(五)妊娠的处理**

虽然妊娠的结果通常良好,但有些患者在妊娠期间可首次出现症状或原已存在的症状会加重。当症状出现后,β受体阻滞剂应开始应用。β受体阻滞剂的剂量应调整到心率<70 次/分。β受体阻滞剂具有潜在致胎儿发育迟缓,Apgar 新生儿评分降低,或新生儿低血糖的可能,但都非常罕见。母乳喂养无禁忌证,但阿替洛尔、纳多洛尔和索他洛尔经乳汁分泌的量要大于其他的β受体阻滞剂。如果β受体阻滞剂不能耐受,维拉帕米在妊娠中使用也是安全的,但如果用于重度左心室流出道梗阻的患者,可能会引起血流动力学的恶化和猝死,患者应住院

并给予密切监护。

妊娠期间由于容量超负荷而发生肺动脉充血症状时可使用低剂量的利尿剂。然而,应注意不要导致前负荷过低而加重左心室流出道的梗阻,所有肥厚性心肌病的妊娠患者,即使症状很轻也应建议患者卧床休息时周期性地保持左侧卧位。

伴严重症状和重度流出道梗阻的患者,在计划妊娠前应建议行室间隔肥厚心肌减缓性治疗。妊娠期间施行外科部分心肌切除术较罕见,只限于症状严重、难治性的压力梯度显著增高的患者(表 6-1)。

表 6-1　妊娠期间肥厚性心肌病的治疗建议

确定左心室流出道梗阻的程度和危险分层

猝死的危险分层

有症状者要使用 β 受体阻滞剂

避免减少前负荷(脱水,多度利尿)

避免使用正性收缩性药物(多巴胺或多巴酚丁胺)和血管扩张药(硝苯地平)

低血压的患者,保持体液平衡和使用血管收缩性药物

室间隔的射频治疗已被考虑用于替代肥厚性心肌病伴左心室流出道梗阻患者室间隔心肌成形切除术。重症患者也可考虑植入双腔 DDD 型起搏器。

妊娠的肥厚性心肌病患者如常发生心房颤动或心房扑动伴快速心室率,应考虑心脏复律。β 受体阻滞剂常用于预防进一步的心脏事件。如果反复发生恶性心律失常事件,应考虑使用低剂量的胺碘酮。妊娠期间使用胺碘酮通常是安全的,新生儿甲状腺功能低下偶可发生。因此,分娩后应给予新生儿甲状腺功能评估。目前没有先天性致畸的报道。

所有肥厚性心肌病的患者都应进行猝死风险的危险分层,预测猝死等主要危险因素包括,既往有院外心搏骤停发生的历史或已被证实有持续性的室性心动过速的发生,有强烈的肥厚性心肌病猝死的家族史。其他轻微的致猝死的危险因素包括重度的肥厚(心室厚度＞3 cm),在 24 小时动态心电图无持续性室速的发生,运动后血压下降,MRI 心肌灌注缺损。如果存在多个危险因子,应推荐患者接受植入自动除颤器。

**(六)分娩**

分娩应在有经验的高危妊娠产妇中心进行,并给予持续的心电和血压的监测。有动力学流出道梗阻表现的患者必须给予持续的 β 受体阻滞剂和补充液

体。常规阴道分娩是安全的。剖宫产通常只适用于产科的目的。因为前列腺素有扩张血管的作用,故不推荐用于分娩的诱导,但能较好耐受催产性药物。应避免应用硬膜外麻醉,因可产生低血压。如丢失血液,应迅速补充。完成第三产程后,患者应保持坐立的位置,以避免肺动脉充血或可能需要静脉内应用呋塞米(表6-2)。

表6-2　肥厚性心肌病患者分娩的处理

| |
|---|
| 分娩过程必须在医院给予心电和血压的检测 |
| 常规可经阴道分娩 |
| 不能使用前列腺素引产 |
| 迅速补充丢失的血液 |
| 第三产程结束后应保持坐位姿势 |
| 预防性使用抗生素 |

　　分娩后如果有左心室流出道梗阻伴血流动力学恶化的证据,应推荐使用补液和血管收缩性药物——脱羟肾上腺素。应避免使用β肾上腺素,例如,多巴胺或多巴酚丁胺以避免增强心脏收缩力,加重流出道的压力梯度,加重低血压。对某些合适的患者需要给予右心导管的持续监测和经食管超声心动图做血流动力学的评价。妊娠期间如需要做牙科的处理或行外科分娩,应给予预防性使用抗生素。

**二、克山病**

　　克山病是在中国发现的一种原因不明的心脏病,在黑龙江省克山县发现此病而命名为克山病。本病发病范围较广,涉及我国黑、吉、辽、蒙、晋、鲁、豫、陕、甘、川、滇、藏、黔、鄂15个省和自治区,好发于山区及丘陵地带的农业区。以农业人口为主,有家庭发病趋势,多见于妊娠及哺乳期妇女及学龄前儿童。20世纪70年代后发病率和病死率已明显下降。急重型发病率大幅下降。近年来全国克山病情监测汇总分析,全国15个病区省(区、市)24个监测点居民潜在型、慢型克山病检出率分别为2.4%(465/19 280),0.6%(119/19 280)。按检出率区间估计,全国病区有235万例(216万～254万例)克山病患者,其中慢型(48万例)(39万～57万例),近年来监测新检出潜在型克山病85例,慢型克山病9例。四川省报道检出6例亚急型克山病。6例患者最小的4岁,最大的18岁,3男3女,无性别差异。

　　病因迄今尚未明确,其中硒缺乏是克山病发病的重要因素,但不是唯一因素,可能与蛋白质及其他营养要素缺乏有关。在克山病死亡病例的尸检心肌标本及患者心肌活检标本中,经病毒分离或病毒核酸监测多发现与肠道病毒感染有关。

病理变化以心肌实质细胞变性、坏死和瘢痕形成相互交织存在。心肌均有不同程度扩张,心肌变薄。

根据起病急缓和心功能可分为 4 型,分别为急型、亚急型、慢型和潜在型。①急型克山病:起病急骤,以心源性休克为主要表现,患者突感头晕、心悸、胸闷乏力,且伴有恶心、呕吐。呈急性肺水肿表现者,可出现咳嗽、气促。患者可伴有严重心律失常,或心脑缺血综合征。体格检查,患者焦虑不安,发绀,四肢湿冷,心尖区第一心音减弱。或舒张期奔马律及心律失常,心脏扩大或扩大不显著,双肺可闻及干湿啰音,病情进展迅速。②亚急型克山病:起病及进展较急型缓和,多发于断奶后及学龄前儿童。常在 1 周内发展为急性心力衰竭。③慢型克山病:部分由急型或亚急性迁延转化为慢型,病程多超过 3 个月,以慢性充血性心力衰竭为主要表现,但常伴有急性发作。④潜在型克山病:呈隐匿性发展,无明确起病时间,心肌病变较轻,心功能代偿较好,可无自觉症状。半数以上患者是流行地区普查中检出的。

克山病的检出和诊断依据临床表现、X 线、心电图、超声心动图的检查和流行病学的情况。

在克山病病区还应长期坚持对机体内、外环境硒水平进行监测,对低硒地区人样采取补硒措施,预防和控制亚急型病例的发生。

目前治疗的对象主要为慢型克山病患者。治疗原则是去除诱发因素,控制心力衰竭,纠正心律失常,改善心肌代谢。克山病有心力衰竭的患者治疗可应用利尿剂,正性肌力药物,血管紧张素转换酶抑制药,血管紧张素 II 受体阻滞剂、β 受体阻滞剂、血管扩张药、心肌能量及抗心律失常药物。克山病患者,妊娠期心力衰竭的治疗应参照妊娠期扩张型心肌病治疗用药的原则。血管紧张素转换酶抑制药和血管紧张素 II 受体阻滞剂在整个妊娠期间都是禁用的。

妊娠和分娩:慢型患者一般不应怀孕,如果已经怀孕,小月份应终止妊娠,大月份要严密观察病情变化,在心脏监护下分娩。

### 三、围生期心肌病

围生期心肌病是指原无器质性心脏病的孕产妇于妊娠最后 3 个月或产后 6 个月内首次发生以气急、心悸、咳嗽、心前区不适、心脏增大、肝大、下肢水肿等一系列原因不明的以扩张型心肌病为主要表现的心力衰竭症状。发病率在不同国家存在巨大差异,占活产婴儿孕产妇的 0.01%～0.3%,死亡率在 18.0%～56.0%,可见本病是产科和内科领域里的重要问题,不可忽视。

围产期的心肌病病因、发病机制尚不明,诊断仍是以排除为方法,治疗方面采用纠正心力衰竭的方法,用血管扩张药、抗凝治疗。

**(一)病因和发病机制**

围生期心肌病的病因和发病机制迄今未明,可能是下面多种因素作用的结果。

**1.感染**

(1)病毒及原虫的感染,Silwa 等在对围生期心肌病者的众多研究中检测出其血液中的炎性细胞肿瘤坏死因子-α、C 炎性细胞因子、C 反应蛋白、白细胞介素-6 和表面 Fas/APO-1(抗细胞凋亡标志物)的浓度不断升高,C 反应蛋白的浓度与左心室舒张末期和收缩末期的直径成正比和左心室的射血分数成反比,C 反应蛋白的浓度在不同种族间差异大,高达 40% 的变异是由遗传因素决定的。白细胞介素-6,表面 Fas/APO-1 柯萨奇病毒 B 在 Bultman 及 Kuhl 研究组的围产期心肌患者心内膜心肌活检组织中测出病毒遗传物质,诸俊仁等认为心肌炎也可能同原虫的感染有关,非洲冈比亚 29 例围生期心肌病统计中 100% 孕妇有感染疟疾史,疟原虫寄生在红细胞内,大量红细胞被破坏引起进行性贫血及缺氧,疟原虫的裂殖体增殖在内脏的血管进行,使内皮增厚可致栓塞,疟原虫可能导致心肌炎的一系列改变。故可假想炎症反应强度的增加是诱发围生期心肌病的众多因素之一。

(2)与持久性肺衣原体感染可能有关。

**2.心肌细胞的凋亡**

新近研究围生期心肌病的血浆细胞凋亡标志物 Fas/APO-1 的浓度不断升高,显著高于健康对照组也是死亡率的一个预测指标。已有报道,去除心脏的特异性信号传导和转录激活因子 3(STAT3)可致小鼠产后的高死亡率,死亡前雌性突变性小鼠表现出心力衰竭,心功能障碍与细胞凋亡的症状相似,心肌细胞的凋亡对围生期心肌病有致病作用,以半胱天冬酶抑制药为代表的细胞凋亡抑制药可能为本病提供新的治疗方案。

**3.与不同地区、黑种人、生活习惯、社会经济、营养因素可能有关**

非洲冈比亚、尼日利亚、塞内加尔国家的妇女有大量摄盐的习惯,以玉蜀黍为主粮或吃干的湖盐和胡椒制成的麦片粥均可增加血容量,增加心脏负荷,当地产妇尚有每天用热水沐浴后睡在炕上,炕下烧火使热气保持数小时的习惯,非洲天气本酷热,室温常超过 40 ℃,大量热负荷加重心脏的负担,而且当地妇女劳动强度大,既要带小孩,又要种地。

4.自身免疫因素

Warraich 及其同事将来自南非、莫桑比克和海地的 47 例围生期心肌病患者作为调查对象,主要研究围生期心肌病对体液免疫的影响并评价心肌球蛋白(G 类和子类的 $G_1$、$G_2$、$G_3$),对免疫球蛋白的临床意义,这 3 个地区免疫球蛋白相似,并呈明显的非选择性存在。

5.其他因素

(1)硒缺乏症:围生期心肌病的患者硒浓度显著低,缺硒可能易致病毒感染。冠心病、扩张型心肌病与缺硒同样有关。

(2)激素:仍有争议,有认为卵巢激素可能会引起心脏过度扩张,也有报道不支持任何激素、孕激素、催乳素在围产期心肌的病因作用。

上述众多因素中尚没有任何明确病因,可能由于疾病的病因是多因素的,虽然发达国家拥有更充足的研究资金,但这一疾病在发达国家比较罕见也直接阻碍了对其病因的探索。

**(二)病理**

围生期心肌病的病理变化与扩张型心肌病相似,心脏扩大呈灰白色,心脏内常有附壁血栓形成,心内膜增厚可见灰色斑块,镜检示间质性水肿,散在性的单核或淋巴细胞的浸润,弥散性灶性心肌病变和纤维化、组织化学检查有线粒体损害,氧化不足和脂质积累,冠状动脉、心瓣膜无病变,心包积液也罕见。

**(三)临床表现**

围生期心肌病的临床表现最常见的是心脏收缩功能衰竭,妊娠可能会掩盖心力衰竭的早期症状,患者往往认为是妊娠的正常表现,患者逐渐出现气急、高血压、乏力、心悸、咳嗽、夜间阵发性呼吸困难或端坐呼吸偶有急性肺水肿,以后发展成右心衰竭而有颈静脉曲张,肝大,下肢水肿,也可同时出现左右心衰竭。可有胸闷,非典型的心绞痛,有心尖奔马样杂音、功能性二尖瓣关闭不全杂音,心律失常与栓塞并发症并不少见,发病距分娩越近患者临床表现越急剧,心电图常显示心动过速,心传导阻滞,房性或室性心律失常,左心室肥厚,非特异性 ST-T 改变。X 线检查示心影弥散性增大,以左右心室为主,心脏搏动较弱,超声心动图示心腔扩大,心脏附壁血栓,心室有血栓形成,继而可能在身体任何部位发生,如下肢动脉栓塞、脑栓塞、肠系膜动脉栓塞、冠状动脉栓塞继发急性心肌梗死,肺动脉栓塞。也可出现急性肝功能衰竭及多功能衰竭致病情恶化。本病患者临床表现差异很大。

心内膜-心肌活检:镜检见心肌细胞肥大,肌核增大深染,心肌间质水肿,心肌细胞中均可见到结构均匀、染色弥漫,呈颗粒状散在性单核细胞浸润,是围生期心肌病患者所特有的体征。

据 Veille 综合 21 篇文献报道,90%以上的患者有呼吸困难,63%出现端坐呼吸,65%出现咳嗽,50%感心悸,1/3 的患者有咯血、腹痛、胸痛及肺栓塞等症状。

**(四)诊断**

围生期心肌病起病常在妊娠最后 3 个月或产后 6 个月内并有感染、高龄、多胎、多次妊娠、营养不良、贫血、地区、有色人种、生活习惯等因素。结合 X 线片、超声心动图、心电图,而且病者既往无器质性心脏病,如高血压病、子痫前期及其他原因引起的心力衰竭,临床表现可诊断本病。

**(五)鉴别诊断**

急进型高血压、先兆子痫、克山病、肺栓塞、贫血、甲状腺功能亢进、慢性肾炎等疾病。

围生期心肌病同特发性扩张型心肌病不同之处是前者多发生于妊娠末期及产后 6 个月内,经积极治疗后心脏大小可能会恢复正常。

**(六)治疗**

治疗方法基本与其他心力衰竭治疗相似,目的在于减轻心脏的前后负荷,增加心脏收缩力,除严格卧床休息外,需低盐饮食,吸氧,控制输入量,待心力衰竭症状好转可适当活动以减少下肢深静脉血栓形成及肺栓塞。

1.地高辛和利尿剂

治疗是安全的,地高辛有增加心脏收缩力和减慢心率的作用,利尿剂可减轻心脏前负荷。

2.血管扩张药

如硝酸甘油、酚妥拉明、硝普钠等配合正性肌力药物,多巴胺在围生期心肌病治疗中有显著疗效。

3.血管紧张素转换酶抑制药或血管紧张素Ⅱ受体阻滞剂

能改善心室重构,降低血压、降低死亡率,但本类药物仅用于妊娠后期或产后不哺乳的患者,因本类药物有致畸作用及可从母乳中排出。

**4.β 受体阻滞剂**

多个报道证实本类药物对孕妇无禁忌证,可安全使用,有利于控制心脏收缩和心率,目前使用较广泛的是选择性 $β_1$ 受体阻滞剂,对胎儿无明显的不良反应,拉贝洛尔除阻滞 $β_1$、$β_2$ 受体外,还可拮抗 α 受体并有促胎成熟的作用,妊娠晚期应用较理想,但必须注意 β 受体阻滞剂有减少脐带血流,引起胎儿生长受限的不良反应,于妊娠晚期应用较好,并尽可能以小剂量为宜。

**5.抗凝治疗**

对于左心室射血分数低于 35% 的病者,心房颤动、心脏血栓、肥胖和既往有栓塞的病者及长期卧床的患者,可根据不同情况选用华法林、肝素、低分子肝素,目前本疗法尚有争议。若使用此类药物应注意出血倾向,密切监测凝血指标。

**6.抗心律失常药物**

β 受体阻滞剂可用于室上性心律失常,地高辛可用于非洋地黄中毒引起室上性心律失常,肌苷类药物紧急情况下可应用。缓慢性心律失常、难治性心律失常可安装心脏起搏器,对危及生命的心律失常可除颤。

**7.免疫抑制剂的治疗**

对硫唑嘌呤和类固醇的研究较少,对这些药物的使用还待进一步评估,若心肌活检证实急性心肌炎的病者可试用免疫抑制剂的治疗。

**8.免疫调节剂**

已知免疫调制剂己酮可可碱可减少肿瘤坏死因子-α、C 反应蛋白和表面 Fas/Apo-1 的产生,也被证实可改善心功能分级。

此外结合临床患者的病情,可应用主动脉内囊反搏或心肺辅助装置。

对重症患者积极控制心力衰竭后考虑终止妊娠,产后不宜哺乳。

大多数学者认为对围生期心肌病的治疗应持续 1 年以上。

**(七)预后**

就围生期心肌病长期存活与康复效果研究,多数患者治疗后可以恢复,个别疗效不佳而死于心力衰竭或栓塞,部分患者治疗后心脏大小可能恢复。血压持续增高,这些患者再次妊娠可使病情恶化,起病后 4 个月心脏持续增大,预后不佳,6 年内约半数死亡。

# 第二节　妊娠合并心律失常

妇女怀孕以后,随着胎儿的发育心血管系统可发生相应的变化。在妊娠中晚期心功能不同程度受到影响,如活动后出现心悸、气短、心率增快,容易疲倦甚至发生昏厥等症状。一些妊娠妇女心电图可能出现各种期前收缩、心动过速,严重者或原有心脏病者可出现心房颤动、心房扑动甚至心室颤动等心律失常。

由于绝大多数生育年龄的妇女并不存在心血管系统的疾病,故这些心律失常多数是短暂的变化,且程度较轻,对整个妊娠和分娩过程不构成危害,多不需要特殊治疗。妊娠本身可以诱发并加重心律失常,有较严重的心血管系统疾病的妇女不宜妊娠,所以在临床上真正较严重的心律失常并不多见。

## 一、房性期前收缩

### (一)临床表现

房性期前收缩是一种常见现象,可没有不适感觉,部分患者可感到心悸,在疲劳、精神紧张或是在饮酒、吸烟、喝浓茶及咖啡时症状明显。

### (二)治疗

对于没有症状,没有器质性心脏病的患者,多不需要药物治疗,通过病情解释,消除患者的紧张情绪,保持良好的生活方式,不要饮酒/吸烟,不饮用含有咖啡因的饮料,预防和减少房性期前收缩的发生。有明显症状或是有器质性心脏病的患者需要药物治疗。

### (三)注意事项

(1)在分娩以前要对患者进行详细检查,仔细追问病史,了解患者是否有器质性心脏病。

(2)对于无症状,无器质性心脏病的患者,多不需要药物治疗;而有症状,有器质性心脏病的患者,应于分娩前行药物治疗,控制病情。分娩后应注意患者的心率变化,尽量减少可能诱发期前收缩的诱因。

## 二、阵发性室上性心动过速

简称室上速。

**(一)临床表现**

阵发性室上性心动过速可表现突然发作的心悸、焦虑、气短、乏力,多在情绪激动、疲劳、剧烈运动时出现,症状严重者可出现明显的心肌缺血症状,如心绞痛、昏厥、气短等症状。

**(二)治疗**

对有些患者来讲,镇静和休息就可以帮助恢复正常节律,但是多数患者需要通过减慢房室传导来达到目的。

**1.非药物疗法**

通过各种方式刺激兴奋迷走神经,如屏气、压迫眼球、按压颈动脉窦,刺激咽喉部诱发恶心呕吐等方法。通过此类方法可以使 75% 的阵发性室上性心动过速患者恢复正常心律或是心室率明显下降。

**2.药物疗法**

(1)维拉帕米:5～10 mg 稀释于 20 mL 5% 葡萄糖溶液中缓慢静脉注射,在 2～5 分钟静脉注射,约 90% 的患者可恢复正常心律,之后口服维拉帕米 40～80 mg,每天 3 次维持。

(2)普罗帕酮:70 mg,在 5 分钟静脉注射,如果无效 20 分钟后可重复使用。一天内应用总量不可超过 350 mg。心律恢复正常以后,可口服 100～150 mg,每天 3 次维持。

(3)反复发作的患者可应用洋地黄类药物和普萘洛尔,具体用法如下。①地高辛:0.5～1.0 mg 稀释于 20 mL 5% 葡萄糖溶液中静脉注射,在 15 分钟内静脉注射,以后每 2～4 小时静脉注射 0.25 mg,24 小时总量不超过 1.5 mg。②普萘洛尔:可先试用 0.5 mg 静脉注射,然后 1 mg/3 min 静脉注射,总剂量不超过 3.0 mg。

**3.直流电复律**

在心功能较差、血液动力发生较严重改变时可使用直流电回复心律,10～50 J 的能量就可以使心律恢复正常。孕期使用直流电复律是安全的,不对母儿构成威胁。

**(三)注意事项**

在孕期,阵发性室上性心动过速的发生率要高于非孕期,它一般不增加围产儿病死率。但是如果患者有器质性心脏病,且心动过速持续时间较长,程度较严重而引起心力衰竭时,就会造成胎儿宫内缺血缺氧。所以在孕期应及时发现并治疗阵发性室上心动过速,对于反复发作,特别是有器质性心脏病的患者,在控制症状以后还应该口服药物,以防止阵发性室上心动过速的再次发生。

### 三、心房颤动

#### (一)临床表现

心房颤动的主要临床症状是心悸和焦虑。由于心房不能起到有效的收缩作用,使得心室得不到有效的充盈。对于妊娠期妇女来讲,如果不伴有器质性心脏病,发生心房颤动时多数能较好地耐受可能发生的症状。如果伴有器质性心脏病,临床症状就较为严重,心室得不到充盈造成心肌缺血,心排血量减少就会诱发肺水肿、心绞痛、心力衰竭、昏厥。

心房颤动的患者心率一般在 350～600 次/分,心室率快慢不一,在 100～180 次/分。在妊娠期妇女,心房颤动并不多见,主要发生于一些有器质性心脏病的患者。如风湿性心脏病,特别是有二尖瓣病变者,高血压性心脏病、冠心病。在其他一些疾病中心房颤动有时也会发生,如肺栓塞、心肌病、心包炎、先天性心脏病和较严重的甲状腺功能亢进。

#### (二)治疗

心房颤动的治疗目的在于降低心室率和恢复心房的正常收缩功能,对于血流动力学失代偿程度不同的患者,处理方式也不一样。如果患者心功能很差,应首先考虑使用直流电复律。如果患者的心功能尚可,可使用药物治疗。治疗方案的选择主要取决于患者血流动力学失代偿的程度,心室率和心房颤动的持续时间。

(1)急性心房颤动,心功能严重失代偿应首先考虑选用直流电复律,能量为 50～100 J,约 91% 的患者经治疗后病情好转,恢复正常的窦性心律。如房颤伴有洋地黄中毒,则不宜用电复律,因为容易引起难以恢复的室性心动过速或室颤而导致患者死亡。

(2)慢性心房颤动的治疗主要是以控制心室率为主,首选的药物是洋地黄类药物,如地高辛 0.125～0.25 mg/d。一般单用洋地黄类药物即可,如果治疗效果不满意,可加用 β 受体阻滞剂(普萘洛尔)或(维拉帕米),心室率一般控制在休息时为 60～80 次/分,轻度适度运动时不超过 110 次/分为宜。在治疗慢性房颤时还应注意识别和纠正其他一些影响心室率的病变因素,否则就会容易造成药物中毒或导致错误的治疗。

(3)抗凝治疗由于电复律时和随后的两周有发生血栓的可能性,所以对于一些可能发生血栓的高危患者,如二尖瓣狭窄、肥厚性心肌病、左心房内有明显的血栓附壁、既往有体循环栓塞史、严重心力衰竭以及人工心脏瓣膜置换术后等,应于心脏电复律之前行抗凝治疗。对于妊娠期妇女来讲。最适宜的抗凝剂是肝素,可以静脉滴注或小剂量皮下注射,使凝血酶原时间维持在正常的 1～5 倍。

(4)预防复发心房颤动复律以后维持窦性心律比较困难,只有 30%～50% 的心房颤动患者在一年以后仍能保持窦性心律。窦性心律的维持与左心房的直径和心房颤动持续时间的长短有关。维持窦律的首选药物为奎尼丁,0.2～0.3 g 每天 4 次口服,还可选用普鲁卡因胺或丙吡胺。

**(三)注意事项**

(1)积极治疗,恢复窦性心律。

(2)除非十分必要,在即将分娩前和分娩后用抗凝治疗。一般在分娩前一天停用肝素,改用作用较温和的阿司匹林。

(3)孕期抗凝治疗应首选肝素,因肝素不能通过胎盘,不会对胎儿造成危害。孕期应避免使用双香豆素,因其可以通过胎盘,对胎儿有致畸作用。

(4)由于奎尼丁能通过胎盘,长期或大量使用能引起宫缩造成流产或早产,所以孕期使用应较谨慎。

**四、心房扑动**

**(一)临床表现**

心房扑动的主要表现是心悸和焦虑、气短以及低血压等一系列症状,病情严重时还会出现脑缺血与心肌缺血症状。生育年龄的妇女一般很少发生房扑。

阵发性房扑的患者多数没有器质性心脏病,持续性房扑多发生于器质性心脏病的患者,特别是有左心房或右心房扩大的患者,心包炎、低氧血症、心肌缺血、贫血、肺栓塞、严重的甲状腺功能亢进患者或酗酒者均容易发生房扑。发生房扑时由于心室率较快,使得左心室舒张期快速充盈期缩短,导致心室搏出量减少。心房扑动患者的心房率一般在 250～350 次/分,通常伴发 2∶1 的房室传导,心室率为心房率的一半,一般为150 次/分。

**(二)治疗**

(1)房扑的首选治疗方法为直流电复律,一般来讲<50 J 的能量即可以成功转复心律,心律转为窦性心律或心室率较慢的房扑。如果第一次电击复律不成功或是心律转为房颤,可用较大的能量进行第二次电击复律。

（2）在房扑伴极快速的心室率时,应以控制心室率为主要治疗目的,可应用维拉帕米 5～10 mg稀释于20 mL 5％葡萄糖溶液中,在 2 分钟内静脉推注,如果无效可以于 20 分钟后重复应用 1 次。用药以后心室率可以明显减慢,有时可以使房扑转为窦性心律。除了维拉帕米,还可以应用洋地黄类药物或普萘洛尔控制心室率。在心室率得到控制以后,可服奎尼丁 300 mg,每天 3 次以复转心律,其作用是恢复房室1：1的传导。

预防用药可以使用维拉帕米、洋地黄类药物、普萘洛尔、奎尼丁或普鲁卡因酰胺。

### (三)注意事项

及时发现并治疗房扑,防止脑缺血及心肌缺血的发生,以避免发生胎儿宫内缺血缺氧。

ESC 2004 会议关于心房颤动/心房扑动控制节律的建议。

(1)年轻患者、体力活动多的患者。

(2)患者要求有一个好的生活质量。

(3)有症状的心房颤动患者,快速心房颤动者。

(4)无病因可查者(特发性)。

(5)复律无栓塞危险者。

(6)有栓塞高危因素者(心房颤动后易发生脑卒中)。

(7)能接受抗心律失常药治疗及随访。

(8)心房颤动诱导心肌病者。

(9)所有第一次发作心房颤动患者,应该给一次复律机会(排除禁忌因素)。

### 五、室性期前收缩

#### (一)临床表现

室性期前收缩是最常见的心律失常之一,可以发生在完全健康的个体或是有器质性心脏病的患者,在孕期其发生率有所增加。一般根据 Lown 的分级,把频发的、多形的或多源性的、连发的和"R-on-T"的室早称为"复杂性室早"。如果没有器质性心脏病,室性期前收缩本身并没有大的临床意义,但是如果同时存在器质性心脏病,就会有发生室性心动过速、心室颤动和猝死的危险。

发生室性期前收缩时,患者可以没有症状,也可以有心悸的表现。由于室性期前收缩的发生可造成心房血液反流至颈静脉,不规则地产生大炮波。

### (二)治疗

室性期前收缩可以由吸烟、饮酒、喝咖啡、茶或是过度劳累、焦虑所引起,在药物治疗以前应首先去除这些影响因素,然后根据患者情况确定是否用药。

治疗的目的是去除复杂性室性期前收缩,防止室性心动过速,心室颤动和猝死的发生。

(1)在孕期,无症状、无器质性心脏病的妇女一般不需要药物治疗,消除顾虑以及温和的镇静剂在多数情况下已经足够。

(2)如果期前收缩频发,伴有器质性心脏病,应及时进行药物治疗,以免发生更严重的心律失常,造成孕妇死亡。可单用或联合应用奎尼丁、普萘洛尔和普鲁卡因酰胺治疗。①奎尼丁:0.25~0.6 g,每天 4 次口服;②普萘洛尔:30~100 mg,每天 3 次口服;③普鲁卡因酰胺:250~500 mg,每天 4 次口服。

### (三)注意事项

(1)孕期一旦发现室性期前收缩,应明确诊断,了解患者是否有器质性心脏病,做动态心电图,评价患者室性期前收缩的类型和频度,并根据情况予以治疗。

(2)如无产科指征,一般可选择阴道分娩,对于复杂性室性期前收缩,除了予以常规药物治疗以外,分娩过程中应予以心电监护,随时了解患者病情的变化,必要时可行剖宫产术。

## 六、室性心动过速

### (一)临床表现

发生室性心动过速时,由于心率过快,心室充盈减少,心排血量下降。患者可出现气短,心绞痛、低血压、少尿和昏厥。心脏听诊时出现第一心音和第二心音有宽的分裂,颈静脉有大炮波出现。

室性心动过速是一种严重的心律失常,大多发生在器质性心脏病变时,主要是缺血性心脏病和扩张性心肌病,其次是高血压性心脏病和风湿性心脏病,诱发室性心动过速的主要原因是心肌缺血、心力衰竭、电解质紊乱、洋地黄中毒等。发生室性心动过速以后,如不及时治疗,可发生室颤并导致死亡。

室性心动过速的平均室率为 150~200 次/分。由于其速率和室上性心动过速相似,故单凭速率难以进行鉴别诊断。由于室性心动过速多发生于有较严重的器质性心脏病的孕妇,故在孕期少见,即使是无器质性心脏病的孕妇,一旦发生室性心动过速,如不能及时治疗也会导致死亡。

**(二)治疗**

(1)如病情危急,可先静脉注射利多卡因 50~100 mg,然后行直流电复律,能量一般为 25~50 J。多数患者可以恢复窦性心律。

(2)如患者一般情况尚可,可用以下药物治疗。①利多卡因:50~100 mg 静脉注射,起始剂量为1~1.4 mg/kg,然后以 1~4 mg/min 持续静脉滴注维持,如不能终止心律失常,可于10 分钟后再给负荷量一半静脉注射;②普鲁卡因酰胺:100 mg,每 5 分钟肌内注射 1 次,直到心律失常控制或发生了严重不良反应或总量达 500 mg;③奎尼丁:0.2~0.4 g,每天 4 次口服。

(3)预防复发:直流电复律以后应静脉滴注利多卡因 1~4 mg/min,无效时加用奎尼丁 0.2~0.6 g,每天 4 次口服或是普鲁卡因胺 250~500 mg。每 4 小时口服 1 次。应注意避免长期应用利多卡因或是奎尼丁,以防止严重不良反应的出现。

**(三)注意事项**

(1)经治疗以后如果恢复窦性心律,在子宫颈条件良好的前提下,可经阴道分娩,分娩过程中应加强心电监护,以防止复发。

(2)如心律失常较严重,应首先控制心律失常,然后再考虑分娩方式。经正规治疗以后仍不能完全恢复窦性心律,子宫颈条件较差的患者,可在心电监护下行剖宫产结束妊娠,避免阴道分娩时过度劳累而诱发室颤,导致患者死亡。

(3)如果心律失常较严重,且有指征需要即刻结束妊娠时,可先静脉注射利多卡因 50~100 mg。随后以 1~2 mg/min 的速度静脉滴注,待病情稳定以后即刻行剖宫产手术。

**七、心室颤动**

**(一)临床表现**

心室颤动是最可怕的心律失常,患者出现一系列的急性心脑缺血症状,如3~5 分钟得不到及时治疗,心脑的灌注基本停顿,就会造成猝死。来自多个折返区的不协调的心室冲动,经过大小、方向各异的途径,经心室迅速传播。其结果是心脏正常的顺序收缩消失,发生心室颤动。由于没有有效的心脏排血,心室内无压力的上升,结果心脏处于与停顿相同的状态,周围组织得不到血液灌注。

**(二)治疗**

(1)一旦发生心室颤动,首选电除颤,常用的能量为 200~400 J。

（2）药物可应用利多卡因 2 mg/kg 体重,静脉注射;或是溴苄铵 5 mg/kg 体重,静脉注射。

**（三）注意事项**

由于一旦发生室颤,患者的死亡率很高。即使是抢救成功者,也常伴有轻度的心力衰竭和肺部并发症,所以患者经治疗以后除了一般情况很好,且子宫颈条件好时可以阴道试产以外,多数患者需行剖宫产结束妊娠。心律失常是极危急重症,在诊断治疗方面必须有内科,特别是心血管内科参与,所用抗心律失常药物必须小心谨慎,控制剂量,严密观察,避免不良反应产生。

# 第三节　妊娠合并高血压

妊娠合并高血压包括妊娠高血压、子痫前期、子痫、慢性高血压并发子痫前期及慢性高血压合并妊娠。过去我国称妊娠高血压综合征(妊高征)是妊娠期特有的疾病。其主要特点是生育年龄妇女在妊娠期 20 周以后出现高血压、蛋白尿等症状,在分娩后随之消失。该病是孕产妇和围产儿病率及死亡率的主要原因,严重影响母婴健康。与出血、感染、心脏病一起构成了致命的四大妊娠合并症,成为孕产妇死亡的主要原因之一。据估计,全世界每年因子痫而死亡的妇女大约有 5 万。这种死亡在发达国家并不多见,可能与普通的良好的产前检查和治疗有关。在我国,特别是边远地区,妊高征的发病率与死亡率较高。我国先后对妊高征流行病学进行了调查,前瞻性调查370 万人,实际调查孕产妇67 813 人次,妊高征平均发生率为 9.4%,其中子痫的发生率占孕产妇的0.2%,占妊高征的 1.9%。国外报道先兆子痫、子痫发病率7%～12%。美国和英国两个国家样本研究表明,子痫发生率大约在 1/2 000,比过去20 年大幅度减少。

**一、病因学**

妊娠期高血压疾病的发病原因非常复杂,虽然各方学者进行了多年的研究,迄今尚未阐明。近年来,集中于滋养细胞浅着床,胎盘缺血缺氧及具有生物活性的内皮细胞功能障碍的研究,即损伤、功能障碍,导致血管舒缩物质失衡,增加血管对舒缩物质的敏感性,但导致血管内皮损伤的机制有待进一步研究。最近,有研究认为胎盘免疫复合物的超负荷所致的血管免疫炎症是先兆子痫发病的主要原因之一。以下介绍目前认为与发病可能有关的几种因素与病因学说。

### (一)子宫胎盘缺血学说

胎盘滋养细胞侵入蜕膜的功能减退是引起子痫前期的关键因素,也是导致胎盘缺血/缺氧的主要原因之一。近年来的研究多集中于母体接触的滋养细胞,在妊娠 12 周滋养细胞穿破蜕膜与子宫肌层连接部;妊娠 18 周可进入子宫肌层动脉。由于滋养层细胞入侵,螺旋动脉远端的结构与功能发生改变,重新塑形的螺旋动脉失去血管平滑肌及弹性结构,变成充分扩张、曲折迂回的管型,管壁内许多弥散的细胞滋养细胞代替了血管内皮细胞。覆盖在螺旋动脉中的滋养层细胞对血管紧张素的敏感性降低,使螺旋动脉扩张,子宫胎盘血流量增加。先兆子痫滋养层细胞在血管内移行受抑制,仅在螺旋动脉蜕膜顶部可见少量滋养层细胞,子宫肌层的螺旋动脉维持其平滑肌层及弹性结构。分娩时做胎盘病理,找不到通常所见的浸润的滋养层细胞。

重度先兆子痫时见:①胎盘滋养叶细胞于孕中晚期仍存在大量抗原性较强的未成熟滋养层细胞,滋养叶抗原超负载。②滋养层细胞 HLA-G 抗原表达明显减弱,可使母体保护免疫反应减弱,从而可导致孕早期滋养细胞受到免疫损伤,以致浸润能力受限,导致子宫螺旋小动脉发育受阻于黏膜段,即所谓胎盘浅着床,造成胎盘缺血,并且螺旋小动脉管壁出现急性粥样硬化病变。③先兆子痫时胎盘灌注减少导致产妇血管内皮细胞广泛功能障碍,滋养细胞浸润不足,从而导致子宫螺旋动脉不完全重构,进一步引起胎盘缺血缺氧。子宫胎盘缺血被认为是妊娠期高血压疾病的首要原因。胎盘灌注不良和缺氧时合成和释放大量因子,其中有抗血管生成因子(sFLt-1)和 endoglin(sEng),缺血性胎盘可能提高这些因子的结合力,使孕妇肾脏血管内皮细胞和其他器官引起广泛的激活和/或功能障碍,最终导致高血压。

### (二)胎盘免疫理论学说

子痫前期免疫适应不良可能导致滋养细胞浸润螺旋动脉受到干扰;入侵不足和滋养细胞抑制血管扩张,降低产妇绒毛间血液供应空间,从而减少灌注或造成缺氧。近年研究认为子痫发病的胎盘免疫学有关因素有以下几方面。

(1)精浆-囊泡源性转化生长因子,它可以抑制 I 型免疫反应的产生,被认为与胎盘胎儿发育不良有关。由于母胎免疫适应不良,可使胎盘表浅,随后增加滋养细胞脱落,可能触发一个系统的炎症反应。抗原刺激导致大量辅助 Th₁ 细胞活化、内皮细胞活化和炎症缺血再灌注或母亲不适当地对存在的滋养层过度炎症反应。

（2）多态性的 HLA-G 在滋养叶细胞介导的细胞毒方面也起着重要的作用。

（3）自然杀伤细胞产生细胞因子，它们是与血管生成和结构有关的因子，包括血管内皮生长因子、胎盘生长因子和血管生成素Ⅱ与胎盘缺血有关。可见精浆-囊泡原性免疫因素、HLA-G 活性、自然杀伤细胞的活性等与胎盘血管的重铸有着重要的关系，免疫机制控制着滋养层细胞的浸润，在子痫前期发病中起着重要的作用。

胎盘免疫复合物超负荷所致的炎症反应是先兆子痫发病的重要原因，先兆子痫的流行病学显示胎盘是免疫的源头，随着正常妊娠的进展，滋养细胞凋亡显著增加，释放合胞体滋养层碎片，其中包括合胞体滋养层微小碎片，游离胎儿DNA，细胞角质蛋白片段，这些细胞碎片导致循环免疫复合物形成，发起一连串的炎症反应。正常妊娠体内可以平衡免疫复合物的产生与清除。如果滋养细胞碎片过多，超过了产妇清除能力，体内发生氧化应激过程导致炎症进程。产妇体内氧化应激不断刺激胎盘细胞进一步凋亡、坏死。理论上，胎盘细胞某些过程，如滋养细胞脱落，排出，免疫复合物产生，炎症反应，氧化应激等均加重胎盘细胞凋亡。免疫复合物易沉积在血管壁，吸附在白细胞 Fe 受体，导致白细胞激活和组织损伤，许多数据表明先兆子痫发生血管炎症反应。在先兆子痫患者的肝脏、肾脏、子宫脱膜、皮肤组织的活检中证明有免疫复合物存在和补体沉积。动脉血管活检显示内皮细胞纤维素样坏死，急性动脉粥样硬化，这类似于器官免疫排斥改变。因此，认为先兆子痫病理生理基础是循环免疫复合物超负荷的形成，介导血管损伤和炎症过程。

### （三）血管生成因子

现在认为子痫前期发病中胎盘血管改变是一个重要因素，最近研究可溶性酪氨酸激酶-1（sFIt-1），可结合循环血管内皮生长因子（VEGF）和胎盘生长因子（PIGF），阻止他们对血管内皮细胞的作用，从而导致对内皮细胞功能障碍。最近的一项研究中，在孕妇容易发展子痫前期情况下，表现出更高水平的酪氨酸激酶-1，相反，胎盘生长因子和血管内皮生长因子减少。血管内皮生长因子（VEGF）被公认为有效的血管生成和增殖的影响因子；它被确认为细胞平衡一个重要因素，特别是在平衡氧化应激上。可溶性的内源性 sFIt-1 主要来源于胎盘，可能破坏血管内皮生长因子的信号。大量的临床证据说明子痫前期产妇循环因素与血管生成（VEGF 和 PIGF）和抗血管生成（sFIt-1）不平衡是密切相关的。子痫前期患者血浆和羊水 sFIt-1 的浓度升高，以及胎盘 sFIt-1 mRNA 的表达增强。此外，子痫前期妇女血液循环中高水平sFIt-1 与PIGF 和 VEGF 水平下降相关。最近研究报道认为 sFIt-1 升高可能有预测子痫前期价值,因为在出现临床症状高血压和蛋白尿之前血浓度似乎已增加。另外有人建议用 sFIt-1 与 PIGF 比率可能是预测子痫前期最准确的方法之一。

另一种抗血管生长因子,Endoglin(sEng)是子痫前期发病中的一个因素,sEng 是转化生长因子(TGF-β)受体复合物一个组成部分。是一个与缺氧诱导蛋白、细胞增殖和一氧化氮(nitricoxide,NO)信号相关的因子。sEng 也被证明与抗血管生成有关,它能损害 TGF-β 结合细胞表面受体。

### (四)血管内皮细胞损伤

近年来研究认为,血管内皮细胞除具有屏障作用外,更是机体最大的内分泌组织,通过自分泌释放血管活性物质如 NO、内皮素、前列环素等调节血管舒缩,协调凝血和抗凝血之间的平衡,参与组织间与血液间的物质交换、吞噬细菌,起到血液净化器的作用。妊娠合并高血压时胎盘滋养层细胞迁移至蜕膜及子宫肌层螺旋小动脉的功能减退,使螺旋小动脉对血管紧张素敏感性增加,导致了胎盘单位灌注不足。这使一些因子分泌入母血,从而活化血管内皮细胞,内皮细胞功能广泛改变。在妊娠期高血压疾病中血管内皮细胞形态受损,导致:①造成血管内皮细胞连接破坏,致使血管内的蛋白和液体外渗;②激活凝血系统造成弥散性血管内凝血,并释放血管活性因子;③增加血管收缩因子如内皮素(ET-1)的生成与释放,并减少血管扩张因子,如 NO、前列环素的生成与释放,导致 NO、$PGI_2$ 合成及成分减少,而 ET 合成或分泌量增加,小动脉平滑肌的兴奋性和对血管收缩物质(如血管紧张素)的敏感度增加,造成全身的小动脉痉挛,导致妊娠期高血压疾病病理发生。

### (五)氧化应激学说

在氧化应激升高状态,不平衡的抗氧化因子导致血管内皮功能障碍或是通过对血管直接作用或通过减少血管舒张剂生物活性。在子痫前期,氧化应激可能是由于产妇原先存在的条件,如肥胖、糖尿病和高脂血症。胎盘中超氧化物歧化酶(SOD)水平减少和超氧化物转化酶活性降低,总抗氧化保护能力降低。有研究认为过氧化脂质是毒性物质,损害内皮细胞,增加末梢血管收缩和增加血栓合成,以及减少前列腺环素的合成。现认为过氧化脂质不是起因,而是氧化压力导致的胎盘缺血和细胞激活作用的结果,局部过氧化脂质的积蓄导致了自由基产物的增加,它改变了前列环素/血栓素的合成,过氧化脂质、血栓素和/或细胞激酶的增加激发了血管和器官的功能破坏。脂质蛋白代谢的改变主要是极低密度脂蛋白(VLDL)和氧化低密度脂蛋白的增加,还有富甘油三酯磷脂蛋白可能导致内皮细胞损害。过氧化脂质和它的相关性自由基已成为子痫前期患者胎盘功能损害的发病因素。目前的研究证实:母血中增高的过氧脂质主要来源于胎盘,它可以损害滋养层细胞的线粒体蛋白,使滋养细胞功能衰退,这是子痫前期病理生理学的一个因素。

### (六)凝血与纤溶系统变化

血液凝血机制和纤溶酶的改变被认为在子痫前期病理中起着一个重要的作用。正常妊娠时处于全身性血液高凝和胎盘局部血凝亢进状态,机体为适应这一变化,充分发挥了血管内皮细胞的抗凝功能,进行代偿。子痫前期时,血管内皮细胞代偿功能不全,所分泌的前列环素($PGI_2$)、血栓调节蛋白(TM)、组织纤溶酶原激活物(tPA)、纤维结合蛋白(Fn)、抗凝血酶(AT-Ⅲ)比例失调,使凝血纤溶活性、凝血功能与抗凝血功能失调,难以对抗血液高凝,至血凝亢进,呈弥散性血管内凝血改变。近年来发现子痫前期尤其是重度子痫前期患者常有出血倾向,机体存在凝血因子不同程度的减少及纤维蛋白降解产物明显升高,血浆中低水平的纤溶酶原激动抑制因子Ⅱ与重度子痫前期及胎儿生长受限有关。肾、胎盘免疫荧光技术也证实肾和胎盘局部弥散性血管内凝血改变,但弥散性血管内凝血和妊娠期高血压疾病的因果关系尚待阐明。

另一个重要因素是血小板、血小板的活性因子(PAF),血小板颗粒膜蛋白(GMP-140)的变化、活性增加与妊娠期高血压疾病发生及病情有关。有研究提出,用流式细胞仪测定血小板活化可预测子痫前期的发生,测定 CD63 表达增加是发生子痫前期的危险因素,但这种方法仍处于研究状态。血小板内皮细胞黏附分子-Ⅰ表达增强是鉴别妊娠期高血压疾病与正常妊娠最好的标志物。

### (七)DDAH/ADMA/L-arg-NO 系统

近年来,有学者开始关注到一氧化氮合酶抑制物及其水解酶在子痫前期发病中的作用。有研究结果提示:一氧化氮合酶抑制物 L-精氨酸的同系物——非对称性二甲基精氨酸(asymmetricdimethylarginine,ADMA)是 NOS 的内源性抑制剂,可与 L-精氨酸竞争性地抑制 NOS,减少 NO 合成。同时研究提示 ADMA 不是通过肾脏滤过清除,而是主要由 NO 合酶抑制的水解酶分解代谢,此种酶称为二甲基精氨酸二甲胺水解酶(dimethylargininedimethylaminohydrolase,DDAH)。DDAH 广泛存在于人的血管内皮细胞和其他组织细胞。DDAH 有两种异构体:1 型和 2 型。DDAH1 型主要存在于表达 nNOS 的组织中,DDAH$_2$ 型则在表达 eNOS 的组织中占优势,在胎儿组织中高度表达。DDAH$_2$ 表达或活性的改变可能是内皮细胞局部或机体全身性 ADMA 浓度变化的重要机制。现研究已证实改变 DDAH 活性可影响 ADMA 的水平。

国外最新研究认为 NO 合成减少受到 DDAH/ADMA/NOS 途径的调节。ADMA 抑制 NOS 的生物活性,而 ADMA 主要由 DDAH 代谢降解,子痫前期患者 DDAH 的表达减少,使血浆 ADMA 的分解代谢减少;血浆 ADMA 水平升高,导致 eNOS 的活性降低,使 NO 的生物合成减少,体内血管舒缩因子的平衡失调,血管收缩因子占优势,机体的小血管发生收缩,外周血管阻力增加,而产生子痫前期的病理改变。

有研究显示子痫前期血小板 L-arg-NO 通路损伤,引起血小板聚集和黏附增强,呈一种血栓状态,血栓状态不仅仅是子痫前期的特征,而且可能是其发病原因。有学者研究发现抑制 NO 合成时,孕鼠血浆内皮素、血栓素、TXA$_2$、血管紧张素 II 水平升高,而前列环素、PGI$_2$ 则降低,提示 NOS 的抑制剂 ADMA 通过抑制 NOS 的合成,影响孕鼠的血管调节因子,造成内皮细胞损伤,可能是妊娠期高血压疾病的病因。

另一方面 DDAH$_2$ 的低表达也可能导致血管内皮生长因子-mRNA 表达下调,引起胎盘血管构建的改变,使血管内膜的完整性受到损害,并影响内皮细胞的生长分化,致使胎盘新生血管的生成减少,胎盘血流灌注不足,而进一步加重血管内膜的损伤,使血管舒缩因子失衡,引起小动脉痉挛,发生子痫前期的病理生理改变。ADMA 不仅可以抑制 NOS 活性,而且还可以在内皮细胞膜的转运过程中与 L-精氨酸竞争,降低 L-精氨酸的转运率,NOS 作用的底物 L-精氨酸减少,使 NO 的合成减少,导致血压升高,基于对 ADMA 在高血压及子痫前期等血管内皮损伤性疾病发病中重要作用的认识,启发了人们应用 L-精氨酸及 NO 释放剂治疗原发性高血压和子痫前期,并获得了较好的疗效。

有学者报道了子痫前期与 DDAH/ADMA/NOS 系统的研究,提示此途径失调可能是子痫前期发病的重要因素。该研究结果见子痫前期组与正常妊娠组比较胎盘中 DDAH$_2$-mRNA 的表达明显降低;相反血浆 ADMA 水平升高;胎盘中 eNOS 含量呈低表达。推测子痫前期发病与 DDAH-ADMA-NOS 失调有关。

**二、病理生理**

妊娠期高血压疾病的病理生理改变广泛而复杂,由于不正常的滋养细胞浸润和螺旋动脉重铸失败,使胎盘损害。各种损伤因子通过血管内皮细胞受体,引起内皮细胞损伤;使全身血管痉挛、凝血系统的激活,止血机制异常、前列环素与血栓素比值改变等。这些异常改变导致视网膜、肝、肾、脑血液等多器官系统的病理性损害。

### (一)子宫胎盘病理改变

正常妊娠时,滋养层细胞浸润蜕膜及子宫肌层内 1/3 部分的螺旋动脉,螺旋动脉的生理及形态改变,使子宫胎盘动脉血管床变成低阻、低压、高流量系统。而妊娠期高血压疾病时,螺旋动脉生理改变仅限于子宫蜕膜层,肌层的血管没有扩张,子宫螺旋动脉直径仅为正常妊娠的 40%。并出现胎盘血管急性粥样病变。电镜下观察发现,妊娠期高血压患者子宫胎盘血管有广泛的血管内皮细胞超微结构损伤。临床上常见有胎儿发育迟缓、胎盘早剥、胎死宫内。

### (二)肾脏改变

妊娠高血压疾病时,由于肾小动脉痉挛,使肾血流量减少 20%,GFR 减少 30%。低的过滤分数,肾小球滤过率和肾的灌注量下降,尿酸清除率下降在子痫前期是一个重要的标志。肾小球血管内皮增殖是妊娠期高血压疾病特征性肾损害,肾小球毛细血管内皮细胞肿胀,体积增大、血流阻滞。肾小球可能有梗死,内皮下有纤维样物质沉积,使肾小球前小动脉极度狭窄,肾功能改变。在妊娠期高血压疾病早期血尿酸即增高,随着妊娠期高血压疾病的发展,尿素氮和肌酐均增高。严重者少尿(日量≤400 mL),无尿(日量≤100 mL)及急性肾衰竭。

### (三)中枢神经系统改变

脑部损害在子痫前期很多见,临床表现包括头痛、视力模糊和皮质盲,所有改变是瞬时的,是受血压和树突状的传递控制。出血是由于血管痉挛和缺血,血管被纤维蛋白渗透,导致水肿、血管破裂。脑血流灌注有自身调节,在较大血压波动范围内仍能保持正常血流,当脑动脉血管痉挛,血压超过自身调节上限值或痉挛导致脑组织水肿、血管内皮细胞间的紧密连接就会断裂,血浆以及红细胞渗透到血管外间隙,引起脑内点状出血,甚至大面积渗出血,脑功能受损。脑功能受损表现为:脑水肿、抽搐、昏迷,甚至脑出血、脑疝。有资料显示平均动脉压≥18.7 kPa(140 mmHg)时脑血管自身调节功能丧失而易致脑出血。

最近,用 MRI 检查发现在重度子痫前期和子痫的脑出血有 2 种类型,大多数是遍及脑部的分散性出血和枕叶皮层,与收缩压和舒张压严重升高有关。在许多脑出血继发死亡的病例,与不少脑血管破裂的原因与脑深部微小动脉穿透有关,称夏科-布沙尔瘤,特别是在基底结、丘脑和深白质多见,并发现这种脑血管微小动脉瘤的破裂直接与血压升高有关。

**(四)心血管系统改变**

一些临床研究报道,妊娠合并高血压患者有左心室重量增加与舒张功能不全的迹象,在子痫前期心排血量和血浆容量是下降的。胎盘灌注减少导致产妇血管内皮细胞广泛功能障碍,胎盘灌注不良和缺氧时合成和释放大量的因子如 sFIt-1 和 sFng。这些因子在产妇肾脏和其他器官引起广泛的氧化激活或血管内皮细胞功能障碍,最终导致高血压。血管系统的抵抗力增加是由于 $PGI_2/TXA_2$ 的增加,内皮依赖性舒张受损。冠状动脉痉挛,可引起心肌缺血、间质水肿及点状出血与坏死,偶见毛细血管内栓塞,心肌损害严重可引起妊娠期高血压疾病性心脏病、心功能不全,甚至心力衰竭、肺水肿。急性心力衰竭肺水肿患者的临床上可见肺淤血、肺毛细血管压增高、肺间质水肿、肺泡内水肿。心力衰竭的临床表现有脉率速、呼吸困难、胸闷、肺部啰音,甚至端坐呼吸。对全身水肿严重的患者,虽无端坐呼吸,应警惕右心衰竭。扩容治疗使用不当可产生医源性左心衰竭、肺水肿。

**(五)肝脏改变**

病情严重时肝内小动脉痉挛与舒张,肝血管内层突然充血,肝静脉窦的内压力骤然升高,门静脉周围组织内可能发生出血。若肝血管痉挛收缩过久,肝血管内纤维蛋白的沉积和缺血,引起的肝周围和区域的坏死,则可导致肝实质细胞不同程度损害。妊娠期高血压疾病致肝细胞缺血、缺氧、细胞肿胀,可单项转氨酶增高,轻度黄疸,胆红素可超过 51.3 mmol/L。严重者甚至出现肝区毛细血管出血,可致肝被膜下血肿。

**(六)微血管病性溶血**

妊娠期高血压疾病时由于微循环淤血,可并发微血管病性溶血,其发生的原因是:①红细胞变形力差;②血管内皮受损,血小板被激活,血小板计数下降;③细胞膜饱和脂肪酸多于不饱和脂肪酸,比值失衡,细胞易裂解;肝细胞内天冬氨酸氨基转移酶释放至血液循环。

Weinstein 报道了重度子痫前期并发微血管病性溶血,并根据其临床 3 个主要症状:①溶血性贫血;②转氨酶高;③血小板减少,命名为 HELLP 综合征。临床表现有上腹痛、肠胃症状、黄疸等。严重者发展为弥散性血管内凝血,有弥散性血管内凝血的临床及实验指标。这些病理改变发生在肾脏可出现由于肾血管内广泛性纤维蛋白微血栓形成所致的产后溶血性尿毒症性综合征。

### (七)眼部改变

由于血管痉挛可发生视网膜剥离或皮质盲。视力模糊至双目失明,视网膜水肿至视网膜剥离失明,或大脑后动脉严重的血管痉挛性收缩致视觉皮层中枢受损失明。

### (八)血流动力学改变

正常妊娠是心排血量随心率及搏出量增加而增加,系统血管阻力则下降,而肺血管阻力、中心静脉压、肺毛细血管楔压以及平均动脉压都没有明显改变,左心室功能保持正常水平,但未治疗的子痫前期患者,心排血量、肺毛细血管楔压下降,系统血管阻力可以正常或增高显示低排高阻的改变。

## 三、临床监测

### (一)一般临床症状

过去通常将高血压、蛋白尿、水肿认为是妊娠期高血压疾病三大症状,作为监测主要项目。随着对妊娠高血压疾病病理生理的进一步认识,认为应将脏器损害的有关症状,特别是将心、肺、肾、脑、视觉、肝及血液系统损害的有关症状作为常规重点监测。

1.血压

血压升高是妊娠期高血压疾病诊断的重要依据,血压升高至少应出现两次以上,间隔 6 小时。基础血压较前升高,但血压低于 18.7/12.0 kPa(140/90 mmHg)不作为诊断标准,必要时监测 24～48 小时的动态血压。

2.尿蛋白

尿蛋白是指 24 小时内尿液中的蛋白含量≥300 mg 或在至少相隔 6 小时的两次随机尿液检查中尿蛋白浓度为 0.1 g/L(定性＋)。尿蛋白通常发生在高血压之后,与病情及胎儿的病率和死亡率有密切相关,以 24 小时尿蛋白总量为标准。

3.水肿

水肿是妊娠期高血压疾病的早期症状,但不是特有的症状,一周体重增加超过 2.5 kg 是妊娠期高血压疾病的明显症状。

4.心率和呼吸

休息时心率≥110 次/分,呼吸≥20 次/分,肺底细湿啰音,是早期心力衰竭的表现。

5.肾脏

肾小动脉痉挛在妊娠期高血压疾病患者是很常见的,在肾活检中有85%存在小动脉痉挛或狭窄,肾活检有助于鉴别诊断。

6.神经系统症状

头痛、头晕、眼花、耳鸣、嗜睡和间歇性突发性抽搐是常见的。在重度妊娠期高血压疾病,这些症状是由于脑血流灌注不足或脑水肿所致。

7.视觉

视力模糊、复视、盲点、失明,这些病变是由于视网膜小动脉痉挛,水肿,其病理变化可以是枕部皮质局部缺血和出血所致。

8.消化系统症状

恶心、呕吐、上腹部或右上腹部疼痛和出血可能是由于肝纤维囊水肿和出血。是子痫前期的严重症状,可以发生肝破裂和抽搐。

(二)实验室检查

根据症状、体征及实验室检查判定疗效及病情,主要实验室检查有以下几个方面。

1.血液及出凝血功能

常规检查血常规、网织红细胞、外周血涂片异常变形红细胞、红细胞碎片。凝血功能检查包括凝血酶原时间(PT)、活性部分凝血酶原时间(APTT)、纤维蛋白原和纤维蛋白原降解产物、D-二聚体。血液黏稠度检测包括血黏度、血细胞比容、血浆黏度等。血小板计数对子痫的监测非常重要;血小板减少是严重妊娠期高血压疾病的特征,血小板计数少于$100\times10^9$/L可能是HELLP综合征的症候之一。重度子痫前期常见有血小板减少,纤维蛋白降解产物升高,凝血酶原时间延长,提示可能有弥散性血管内凝血存在。无论何种原因,全身溶血的证据如血红蛋白血症,血红蛋白尿或高胆红素血症都是疾病严重的表现,可能是由于严重血管痉挛引起的微血管溶血所致。

2.肾功能

肌酐清除率应列为肾功能常规检查,是检测肾小球滤过率的很有价值的指标。肌酐清除率降低表示妊娠期高血压疾病严重性增加。血清尿酸、肌酐和尿素氮也是评价肾功能的有价值的试验。

3.肝功能

血清天冬氨酸氨基转移酶,谷丙转氨酶和乳酸脱氢酶升高是重度子痫前期和 HELLP 综合征的主要症状之一。肝功能异常,转氨酶升高提示有肝细胞损害、坏死,严重者可有肝包膜下血肿和急性肝破裂的可能。

4.脑电图、脑血流图、脑部计算机断层扫描等检查常有异常表现

脑损害主要的提示是水肿、充血、局部缺血、血栓和出血。子痫发作后常有异常发现。最常见的发现是皮质区的低密度,这些表现是大脑缺血和淤点伴皮层下损害的结果。昏迷患者的 CT 检查或 MRI 常见有广泛性的脑水肿,散在脑出血。

5.心脏

心脏和超声心电图可了解心血管系统的情况。子痫患者常伴随血流动力学变化。在评价心功能时注意 4 个方面:①前负荷,舒张末期压力和心腔容积;②后负荷,心肌收缩张力或射血的阻力;③心肌的收缩或变力状态;④心率。应用非介入性心血管监测,子痫前期患者得到的血流动力学指标变化范围从高心输出伴有低血管阻力到低心排出伴有高血管阻力。不同的血流动力学改变与病情严重程度、患者慢性潜在的疾病和治疗的介入有关。心血管系统功能的评估对诊断和治疗方法的选择是需要的。至于介入性监测手段,如中心静脉压,肺毛细血管楔压的测定不应作为常规。中心静脉压只适用于重症抢救的患者,特别是少尿、肺水肿的患者。

介入性监测的指征可参考:①不明原因的肺水肿;②少尿,输液后无变化;③应用肼苯达嗪及强降压药后仍难以治疗的高血压;④有其他需血流动力学监测的医学指标。至于肺毛细血管楔状压测定的指征尚未建立。

6.眼底检查

眼底检查应作为常规检查,常见有视网膜痉挛、水肿、出血及视网膜剥离。失明有时是由于脑部缺血和出血所致,称皮质盲。CT 检查可显示。

7.电解质

妊娠期高血压疾病患者电解质浓度与正常孕妇比较无明显差异,但应用了较强的利尿剂、限制钠盐和大量缩宫素液体以致产生抗利尿作用而致低钾、低钠。子痫发作后乳酸性酸中毒和代偿性的呼出二氧化碳,重碳酸盐的浓度降低,导致酸中毒。酸中毒的严重程度与乳酸产生量和代谢速率有关,也与二氧化碳呼出的速率有关。因而,在妊娠期高血压疾病患者,特别是重度子痫前期患者作血电解质测定及血气分析检查非常必要。

8.胎儿宫内状况监测

妊娠期高血压疾病患者因血管痉挛导致胎盘灌注受损,是围产儿病率和死

亡率升高的原因。因此对胎儿宫内情况监测很重要。胎儿宫内状况监测包括：妊娠图、宫底高度、胎动监测、电子胎心监护。

胎盘功能监测包括 24 小时尿雌激素/肌酐(E/C)比值、雌三醇 $E_3$。胎肺成熟度测定包括卵磷脂/鞘磷脂(L/S)、磷脂酰甘油(PG)、泡沫试验。B 超检查包括羊水量、胎儿生长发育情况、胎盘成熟度、胎盘后血肿、脐血流及胎儿大脑中动脉血流频谱、生物物理几项评分等。

**四、预测**

子痫前期是妊娠期特有的疾病,常在妊娠 20 周后出现症状,此时严重影响母婴健康,然而在出现明显症状前,患者往往已有生化方面的改变,近年来许多学者都在研究预防子痫前期的方法,旨在降低子痫前期的发生率,目前预测方法主要有:生化指标的预测,生物指标的预测,但在预测准确度上差异很大。

**(一)生化指标**

**1.血 β-人绒毛膜促性腺激素**

现认为妊娠期高血压疾病为一血管内皮损伤性疾病,胎盘血管受累时胎盘绒毛血供减少,绒毛变性坏死,促使新的绒毛滋养层细胞不断形成,而 β-人绒毛膜促性腺激素值升高。孕 15～18 周 β-人绒毛膜促性腺激素值≥2 倍正常孕妇同期 β-人绒毛膜促性腺激素中位数时,其预测妊娠期高血压疾病的特异度为 100%,灵敏度为 50%。孕中期血 β-人绒毛膜促性腺激素升高的妇女,其孕晚期妊娠期高血压疾病发生率明显增加,故认为孕中期测 β-人绒毛膜促性腺激素预测妊娠期高血压疾病具有一定的实用价值。近年研究结果提示,妊娠早期滋养细胞侵蚀性侵入过程中,人绒毛膜促性腺激素的主要形式是高糖基化人绒毛膜促性腺激素,以正常人群高糖基化人绒毛膜促性腺激素中位数倍数 MoM 作为检验结果的标准,正常人群为 1.0 MoM。在妊娠 14～21 周,妊娠期高血压疾病患者尿高糖基化人绒毛膜促性腺激素均值明显低于正常妊娠;当高糖基化人绒毛膜促性腺激素≤0.9 MoM,相对危险度为 1.5;当高糖基化人绒毛膜促性腺激素≤0.1 MoM 时,相对危险度上升至 10.42。

**2.类胰岛素样生长因子连接蛋白-1(IGFBF-1)**

IGFBF-1 是蜕膜基底细胞分泌的一种蛋白质,其水平高低可反映滋养层侵入深度。有研究结果认为类胰岛素生长因子连接蛋白-1 在合体滋养细胞、细胞滋养细胞和蜕膜中高表达,但在胎盘的纤维组织中低表达。有研究发现在重度子痫前期血液循环中的胰岛素生长因子接连蛋白-1 水平是(428.3±85.9)ng/mL,

而正常对照组是$(76.6\pm11.8)$ng/mL$(P=0.000\ 7)$。血液胰岛素样生长因子水平是$(80.9\pm17.2)$ng/mL。而正常对照组是$(179.4\pm28.2\ )$ng/mL$(P=0.100\ 1)$。认为低水平的类胰岛素生长因子-1和高水平的类胰岛素生长因子连接蛋白质可能造成胎盘和胎儿发育迟缓。

3.纤维连接蛋白

纤维连接蛋白广泛存在于机体各系统中,为网状内皮系统的调理素,当血管内皮受损时,功能失调,纤维连接蛋白过度分泌入血,故血浆纤维连接蛋白升高可反映血管内皮受损情况。一般在血压升高前4周就有纤维连接蛋白增高,有人认为纤维连接蛋白水平升高是预测妊娠期高血压疾病较为敏感的指标。当其$<400\ \mu g/L$时不可能发生子痫前期,阴性测值96%。

4.尿钙

目前研究认为,妊娠期高血压疾病时肾小球过滤率降低,而肾小管重吸收钙正常,其尿钙水平明显低于正常孕妇或非孕妇。尿Ca/Cr比值$\leq0.04$时预测价值大,现认为此种预测方法是简单实用的方法。

5.尿酸

尿酸由肾小管排泄,当肾小管损害时血中尿酸水平增高,妊娠期高血压疾病肾小管损害甚于肾小球的损害。尿酸水平和病变发展程度有关,也是监测妊娠期高血压疾病的主要指标之一。

6.血浆非对称二甲基精氨酸(ADMA)水平测定

近年国外有学者研究结果认为NO合酶抑制物-ADMA是NOS的内源性抑制物,可与L-精氨酸竞争性地抑制NOS,减少NO合成。国内黄艳仪、姚细保等研究显示,在子痫前期患者孕期外周血ADMA的浓度比正常孕晚期有显著升高;分别是$(17.9\pm7.25)\mu g/mL$ *vs.*$(10.27\pm1.6)\mu g/mL$ $(P<0.01)$,认为外周血ADMA浓度或动态变化可作为妊娠期高血压疾病预测。最近,国外许多研究都认为在23~25周孕妇ADMA浓度增加可随后发展为子痫前期。在早发型子痫前期ADMA明显增高。

7.血管生长因子

近年来国外学者研究认为抗血管生成因子sFIt-1和抗血管生长因子Endoglin是子痫前期发生中的关键因素,与缺氧诱导蛋白与细胞增生和一氧化氮信号相关,可作为妊娠期高血压疾病的预测。孕中期sFLt-1的水平增高是预测子痫前期的敏感指标。

8.预测子痫前期新方法

最近两年,基于对妊娠高血压疾病病因学研究的进展,美国提出应用新的生物标志物和物理标志物单独或联合预测子痫前期的发生,这些标志物包括:血清胎盘生长因子(PLGF)、酪氨酸激酶-1受体(sFlt-1)、血清抗血管生长因子、胎盘蛋白-13、子宫动脉多普勒测量及尿足突状细胞排泄等。最近几个报道提出以下几个预测方法。①PLGF/sFlt-1:在子痫前期发病前后血清胎盘生长因子(PLGF)减少,而sFlt-1和Endoglin水平升高,一些研究还发现血清sFlt-1和血清PLGF(sFlt:PLGF)的比例不平衡与疾病严重程度和早发型子痫前期相关。②胎盘蛋白13(PP-13):PP-13是胎盘产生的,认为它参与胎盘血管重塑和种植。Chafetz及同事进行了一项前瞻性巢式病例对照研究,有学者发现,子痫前期孕3个月时PP-13中位数水平明显降低。他们建议孕3个月产妇筛查PP-13水平可能预测子痫前期。③尿足突状细胞排泄:足突状细胞存在于各种急性肾小球疾病患者的尿中,子痫前期的特点是急性肾小球损伤。Garovic等研究44例子痫前期和23例正常孕妇测定血清血管生成因子,尿足突细胞和尿PLGF为100%,子痫前期患者出现尿足迹突状细胞,其特异性为100%,预测价值优于血管生成因子,临床应用效果仍需进一步深入研究。

(二)生物指标

1.心血管特异性的测定

利用血压动态监测系统对孕妇进行血压监测,当孕20周后血压基线仍随孕周增加而无暂时下降趋势者,提示有妊娠期高血压疾病。

2.子宫胎盘血液循环的观察

妊娠早期,位于内膜的胚泡在发育的同时,滋养层细胞继续侵蚀血管,子宫螺旋动脉使管壁肌肉消失,管腔扩大,失去收缩能力,血管阻力下降。妊娠期间,子宫动脉分离出近百条螺旋动脉分布在子宫内膜中,血液充满了绒毛间隙,形成了子宫胎盘局部血供的"高流低阻"现象。在妊娠高血压疾病患者,滋养层细胞对螺旋小动脉的侵蚀不够,血管阻力不下降,或下降较少,舒张期子宫胎盘床血供不足,子宫胎盘循环高阻力。因此,用超声多普勒测量子宫胎盘的循环状态,可预测妊娠高血压疾病。常用的方法主要有两种。①脐动脉血流速度波形测定:测定动脉血流收缩期高峰与舒张高峰比值(S/D),在孕≤24周时S/D≥4,孕后期S/D<3。凡脐动脉S/D比值升高者,妊娠期高血压疾病的发生率为73%;②子宫动脉多普勒测量:观察是否存在舒张早期切迹,当双侧子宫动脉都存在舒张早期切迹,预测妊娠高血压疾病的敏感性、特异性较高,孕24周时敏感度为

76.1%,特异性为95.1%。

3.孕中期平均动脉压

孕 22～26 周平均动脉压≥11.3 kPa(85 mmHg)时,妊娠期高血压疾病发生率 13%(一般人群为5%～8%)[平均动脉压=(收缩压+2×舒张压)÷3]。

4.翻身试验

血压反应阳性,其中93%的孕妇以后可能发生妊娠期高血压疾病。测定方法为:孕妇左侧卧位测血压直至血压稳定后,翻身仰卧 5 分钟,再测血压,若仰卧舒张压较左侧卧位≥2.7 kPa(20 mmHg),提示有发生子痫前期倾向。

5.血液流变学试验

低血容量(HCT≥0.35)及高血黏度,全血黏度比值≥3.6,血浆黏度比值≥1.6者,提示孕妇有发生妊娠期高血压疾病倾向。

## 五、预防

目前对妊娠高血压疾病缺乏有效的治疗措施,预防工作对降低疾病的发生发展显得更重要。预防工作主要包括以下几方面。

### (一)围产期保健

(1)建立健全的三级保健网,开展围妊娠期和围产期保健工作。

(2)坚持左侧卧位,增加胎盘和绒毛的血液供应,避免胎盘灌注不良和缺血缺氧。

(3)针对高危因素进行预防,保持合理的体重指数,肥胖妇女适当减肥,避免多胎妊娠、高龄妊娠和低龄妊娠、捐赠精子、卵子的怀孕;有复发性流产史;抗心磷脂抗体综合征、易栓症等妊娠高血压疾病危险性增加。

### (二)药物、微量元素、营养素的预防作用

#### 1.阿司匹林和其他抗血小板药物

阿司匹林可以选择性抑制环氧合酶,减少血栓素 $TXA_2$ 的合成。在 20 世纪 80 年代一些临床试验也取得可喜的成果;于孕 22 周以前预防性使用低剂量的阿司匹林 50～100 mg 可使该病的风险度下降,阿司匹林治疗 23 周后妊娠不能预防先兆子痫。然而,至 20 世纪 90 年代 3 个独立的大规模的调查,认为阿司匹林不能降低妊娠高血压疾病的发生率,反而增加胎盘早剥的发生率。一个大型的多中心研究,其中包括2 539 例高风险的妇女,包括糖尿病、慢性高血压、多胎妊娠或先兆子痫,使用低剂量的阿司匹林(60 mg)没有降低子痫前期发生率。现在阿司匹林不建议常规使用预防子痫前期,而应该个体化。对高危患者选择性

用药是可以接受的。

2.妊娠期补钙

补钙可稳定细胞膜的结构,控制膜离子的通透性,减少钙离子内流的积聚,可预防妊娠高血压疾病的发生。国外有学者报道从妊娠 20～24 周/24～28 周开始服用钙元素 1 200 mg 增至 2 g,经观察不补钙组妊娠高血压疾病的发病率为18%,补钙不足 2 g 组妊娠高血压疾病发病率为 7%～9%,补钙 2 g 组发病率为4%,效果最佳,对母婴无不良影响。

3.抗氧化剂维生素 C 和维生素 E 的补充

多个中心随机试验结果显示,孕期补充维生素 C 和维生素 E 不能降低子痫前期的发生。

4.左旋精氨酸(L-Arginine,L-Arg)的补充

L-Arg 是合成一氧化氮(NO)的底物,它可以刺激血管内皮细胞的 NO 合成酶(NOS),而增加 NO 的合成和释放,减轻微血管的损伤,改善子宫胎盘的血流。已有报道用于妊娠高血压疾病的治疗和预防;用 A-Lrg 口服 4 g/d,连用 2 周,可以延长孕周和降低低体重儿的发生率。虽然左旋精氨酸在预防子痫前期的发生方面还缺乏大样本的研究,但随着人们对 NO 了解的逐步深入,L-Arg 在临床应用将更加广泛,用于预防妊娠高血压疾病已初露前景。

5.中医中药在妊娠高血压疾病预防中的应用

自 20 世纪 80 年代起,我国已有关于应用中药丹参、川芎、小剂量熟大黄等中药预防妊娠高血疾病。其中以丹参研究较多;丹参的有效成分丹参酮,有抗血小板聚集、保护内皮细胞的功能,可增强子宫胎盘的血液灌注,在预防和辅助治疗子痫前期中有一定效果。

我国学者段涛对妊娠高血压疾病提出三级预防措施:一级预防——针对高危因素的预防;二级预防——药物、微量元素、营养素的补充;三级预防——良好的产前检查,及早发现高危因素和早期临床表现,及早处理。

## 六、治疗

### (一)治疗目的

(1)预防抽搐,预防子痫发生。

(2)预防合并脑出血、肺水肿、肾衰竭、胎盘早期剥离和胎儿死亡。

(3)降低孕产妇及围产儿病率、死亡率及严重后遗症,延长孕周,以对母儿最小创伤的方式终止妊娠。

对其治疗基于以下几点：①纠正病理生理改变；②缓解孕妇症状，及早发现并治疗，保证母亲安全；③监测及促进胎儿生长，治疗方法尽量不影响胎儿发育；④以解痉、降压、镇静、适时终止妊娠为原则。

**(二)一般治疗**

(1)左侧卧位、营养调节休息(但不宜过量)。

(2)每天注意临床征象的发展，包括：头痛、视觉异常、上腹部痛和体重增加过快。

(3)称体重，入院后每天 1 次。

(4)测定尿蛋白，入院后至少每 2 天 1 次。

(5)测定血肌酐、转氨酶、血细胞比容、血小板、测定的间隔依高血压的程度而定，经常估计胎儿的宫内情况。

**(三)降压治疗**

*1.治疗时机*

长期以来学者认为降压药虽可使血压下降，但也可同时降低重要脏器的血流量，还可降低子宫胎盘的血流量，对胎儿有害。故提倡当收缩压＞21.3 kPa (160 mmHg)或舒张压≥14.7 kPa(110 mmHg)时，为防止脑血管意外，方行降压治疗。近年循证医学分析，表明降低血压不改善胎儿的结局，但减少严重高血压的发生率，并不会加重子痫前期恶化。因此，认真血压控制和适当的生化和血液系统的监测，在妊娠期高血压疾病的治疗中是需要的。

*2.轻中度高血压处理*

(1)甲基多巴：可兴奋血管运动中枢的 α 受体，抑制外周交感神经而降低血压。作为降压剂尽管疗效有限，但仍是孕期长期控制血压的药物。甲基多巴是唯一的没有影响胎儿胎盘循环的降压药。常用剂量 250 mg，口服，每天 3 次。

(2)β 受体阻滞剂：α、β 受体阻滞剂如盐酸拉贝洛尔，能降低严重的高血压发生率，可能通过降低产妇心排血量，降低外周阻力。不影响肾及胎盘的血流量，有抗血小板聚集作用，并能促胎肺成熟。常用剂量 100 mg，口服，每天 2 次，轻中度高血压的维持量一般为每天 400～800 mg。其他 β 受体阻滞剂，尤其是阿替洛尔减少子宫胎盘灌注可导致胎儿宫内生长受限。

(3)硝苯地平：为钙通道阻滞剂，具有抑制钙离子内流的作用，直接松弛血管平滑肌，可解除血管痉挛，扩张周围小动脉，可选择性的扩张脑血管。研究表明硝苯地平能够有效地降低脑动脉压。10 mg口服，每天 3 次，24 小时总量不超过 60 mg。

孕妇血压不稳定可使用长效硝苯地平;常用氨氯地平(Norvasc),一般剂量 5 mg,每天 1 次,或每天 2 次。硝苯地平控释片(拜新同),常用剂量 30 mg,每天 1 次。

(4)尼莫地平:钙通道阻滞剂,选择性扩张脑血管。20~60 mg,口服,每天 2~3 次。

3.重度高血压处理

血压>22.7/14.7 kPa(170/110 mmHg)的结果是直接血管内皮损伤,当血压水平在 24.0~25.3/16.0~17.3 kPa(180~190/120~130 mmHg)时脑血管自动调节功能失衡,从而增加脑出血的危险,也增加胎盘早剥或胎儿窘迫的风险。因此,血压>22.7/14.7 kPa(170/110 mmHg)迫切需要处理。应选用安全有效、不良反应较少的药物,既能将孕妇血压降低到安全水平,又不会造成突然血压下降,因这可能减少子宫胎盘灌注,导致胎儿缺氧。严重急性高血压管理应是一对一护理;连续血压、心率监测,至少每 15 分钟 1 次。

(1)肼屈嗪:直接动脉血管扩张剂,舒张周围小动脉血管,使外周阻力降低,从而降低血管压。并能增加心搏出量、肾血流量及子宫胎盘血流量。降压作用快,舒张压下降明显,是妊娠高血压疾病最常用的控制急性重度高血压的药物。用法如下。①静脉注射:先给 1 mg 静脉缓注试验剂量,如 1 分钟后无不良反应,可在 4 分钟内给 4 mg 静脉缓慢注射。以后根据血压情况每20分钟用药 1 次,每次 5~10 mg 稀释缓慢静脉注射,10~20 分钟注完,最大剂量不超过 30 mg。一般以维持舒张压在 12.0~13.3 kPa(90~100 mmHg)为宜,以免影响胎盘血流量。静脉注射方法比较烦琐,且难以监测,较少采用。②静脉滴注:负荷量 10~20 mg,加入 5%葡萄糖液 250 mL,从 10~20 滴/分开始;将血压降低至安全水平,再给予静脉滴注 1~5 mg/h,需严密监测血压。③或40 mg加入 5%葡萄糖液 500 mL 内静脉滴注。④口服:25~50 mg,每天 3 次。有妊娠期高血压疾病性心脏病、心力衰竭者不宜应用此药。常见不良反应有头痛、心慌、气短、头晕等。但最近 Meta 分析发现,肼屈嗪比硝苯地平或拉贝洛尔更容易发生产妇低血压、胎盘早剥、剖宫产和胎心率变化等不利因素。多年来在国外一般选用肼屈嗪,但目前在欧洲、南非等地区肼屈嗪已不作为治疗子痫前期的一线药物。

(2)拉贝洛尔:拉贝洛尔又称柳胺苄心定,结合 α 和 β 肾上腺素受体阻滞剂,已成为最常用治疗急性重症高血压的药物。用药方案有以下几种方法可参考:①首次剂量可给口服,20 mg,若 10 分钟内无效后再给予 40 mg,10 分钟后仍无效可再给 80 mg,总剂量不能超过 240 mg;②静脉用药首剂可给20~40 mg,稀释后 10~15 分钟静脉缓慢推注,随后静脉滴注 20 mg/h。根据病情调整滴速、剂量,每天剂量控制在200～240 mg;③也可用拉贝洛尔 200 mg 加入生理盐水 100 mL,以输液泵输入,从0.1～0.2 mg/min低剂量开始,5～10 分钟根据血压调整剂量,每次可递增 0.1～0.2 mg/min,用药时需严密监测血压,24 小时总量不超过 220 mg;④血压平稳后改为口服,100 mg,每 8 小时 1 次。心脏及肝、肾功能不全者慎用,给药期间患者应保持仰卧位,用药后要平卧 3 小时。不良反应有头晕、幻觉、乏力,少数患者可发生直立性低血压。

(3)硝苯地平:是有效的口服控制急性重症高血压药,在怀孕期间不能舌下含服,以免引起血压急剧下降,减少子宫胎盘血流,造成胎儿缺氧。此药商品名为"心痛定",在急性高血压时首剂用 10 mg,30 分钟后血压控制不佳再给 10 mg,每天总量可用 60 mg。也可考虑用长效硝苯地平,口服,5～10 mg,每天 1 次。不良反应包括头痛、头晕、心悸。

(4)防止惊厥和控制急性痉挛药物:镁离子作为一种外周神经肌肉连接处兴奋阻滞剂,抑制运动神经末梢释放乙酰胆碱,阻断神经肌肉接头间的信息传导,可作为 N-甲基右旋天门冬氨酸受体阻滞剂发挥抗惊厥作用。镁离子竞争结合钙离子,使平滑肌细胞内钙离子水平下降,从而解除血管痉挛,减少血管内皮损伤。镁离子刺激血管内皮细胞合成前列环素,抑制内皮素合成,降低机体对血管紧张素 Ⅱ 的反应,从而缓解血管痉挛状态。随机对照试验比较使用硫酸镁治疗重度子前期防止惊厥,表明在重度子痫前期硫酸镁预防与安慰剂相比会大大降低子痫的发病率。

硫酸镁用药指征:①控制子痫抽搐及防止再抽搐;②预防重度子痫前期发展为子痫;③子痫前期临产前用药预防抽搐。

硫酸镁用药方法:根据我国妊高征协作组及中华医学会推荐治疗方案如下。①首次负荷剂量:静脉给药,25%硫酸镁 2.5～4 g 加于 10%葡萄糖液 20～40 mL,缓慢静脉注入,10～15 分钟推完。或用首剂 25%硫酸镁 20 mL(5 g)加入 10%葡萄糖液 100～200 mL 中,1 小时内滴完;②维持量:继之 25%硫酸镁 60 mL 加入 5%葡萄糖液 500 mL 静脉滴注,滴速为 1～2 g/h,用输液泵控制滴速;③根据病情严重程度,决定是否加用肌内注射,用法为 25%硫酸镁 10～20 mL(2.5～5 g),臀肌深部注射,注射前先于肌内注射部位注射 2%利多卡因 2 mL。第 1 个24 小时硫酸镁总量为 25 g,之后酌情减量。24 小时总量控制在22.5～25 g。

有医院自 20 世纪 80 年代初使用硫酸镁静脉滴注治疗重度子痫前期,硫酸镁用量在第 1 个 24 小时用22.5～25 g,用法:①硫酸镁 2.5 g,稀释在 5%的葡萄糖溶液 20 mL 中缓慢静脉注射;②或者不用静脉注射,改用硫酸镁 5 g 加入 5% 葡萄糖液 100~200 mL 中静脉滴注,1 小时内滴完。这样既可使血镁迅速达止痉的有效浓度,又可避免高浓度的硫酸瞬时进入心脏引起房室传导阻滞,致心搏骤停;③继之以硫酸镁 15 g 加入 5% 葡萄糖液 500~1 000 mL 静脉滴注,1.5~2 g/h;④夜间肌内注射硫酸镁 2.5~5.0 g,一般在静脉用药后 5~6 小时,或前次用药 5~6 小时后始能加用肌内注射,因硫酸镁的半衰期为 6 小时;⑤用药 1~2 天后,若病情稳定,而孕周未达 34 周,胎儿未成熟,需延长孕周者,可用硫酸镁 15 g 加入 5% 葡萄糖液 500~1 000 mL 静脉滴注,1.5~2 g/h,用药天数酌情而定。

我国学者丛克家研究各种治疗方案患者血中镁浓度,硫酸镁用量每天浓度 20.0~22.5 g,在不同时间段血镁浓度均达有效浓度(1.73~2.96 mmol),用首剂负荷量后血镁浓度迅速上升至 1.76 mmol/L,达到制止抽搐的有效血镁浓度。静脉滴注后 5 小时,血镁浓度已下降到 1.64 mmol/L,接近基础值,药效减弱,故主张静脉滴注后加用肌内注射。我院也曾监测血镁浓度,按上述我院的使用方法,在用药 2~4 小时后,血镁浓度达 4.8~5 mEq/L,在连续静脉滴注 6 小时后血镁浓度 4.6 mEq/L,能维持有效治疗量。我院硫酸镁用量多控制在 20 g/d 左右,也收到治疗效果,未发生过镁中毒反应。我国南方人、北方人体重差异较大,用药时注意按患者体重调整用量。我们认为,国外学者提出的硫酸镁每天用量可达 30 g,甚至更高,不适合亚洲低体重人群,临床中应注意,以免引起镁毒性反应。

硫酸镁主要是防止或控制抽搐,用于紧急处理子痫或重度子痫前期患者,用药天数视病情而定,治疗或防止抽搐有效浓度为 1.7~2.96 mmol/L,若血清镁离子浓度超过 3 mmol/L,即可发生镁中毒。正常人血镁浓度为 1 mmol/L 左右,当血镁浓度 ≥3 mmol/L 膝反射减弱,≥5 mmol/L 可发生呼吸抑制,≥7 mmol/L 可发生传导阻滞,心跳骤然。硫酸镁中毒表现首先是膝反射减弱至消失,全身张力减退,呼吸困难、减慢,语言不清,严重者可出现呼吸肌麻痹,甚至呼吸、心跳停止,危及生命。曾有因硫酸镁中毒,呼吸抑制而死亡之病例发生。应引起临床医师的高度重视,严格掌握硫酸镁用药的指征、剂量、持续时间,严密观察,使既达疗效,又能防毒性反应的发生。

硫酸镁用药注意事项:用药前及用药中需定时检查膝反射是否减弱或消失;呼吸不少于 16 次;尿量每小时不少于 25 mL;或每 24 小时不少于 600 mL。硫酸镁治疗时需备钙,一旦出现中毒反应,应立即静脉注射 10% 葡萄糖酸钙 10 mL。

我国近 20 年来,广泛应用硫酸镁治疗重度子痫前期及子痫。但大剂量的硫酸镁 (22.5～25 g)稀释静脉滴注,必然会增加患者细胞外组织液、明显水肿和造成血管内皮通透性增加,可导致肺水肿。在应用硫酸镁的同时应控制液体输入量,每小时不应超过 80 mL,在使用硫酸镁静脉滴注期间应记录每小时尿量,如果患者尿少,需要仔细评定原因,并考虑中心静脉压/肺毛细血管压监测。根据病情结合中心静脉压调整液体的出入量。如果出现肺水肿的迹象,应给予 20 mg 的呋塞米。

(5)血管扩张剂:血管扩张剂硝酸甘油、硝普钠、酚妥拉明,是强有力的速效的血管扩张剂,扩张周围血管使血压下降,可应用于妊娠期高血压疾病,急进性高血压。

具体用法如下。①硝酸甘油:硝酸甘油为静脉扩张剂,常用 20 mg 溶于 5% 葡萄糖 250 mL 静脉滴注,滴速视血压而调节,血压降至预期值时调整剂量至 10～15 滴/分,或输液泵调节滴速,为 5～20 μg/min。或用硝酸甘油 20 mg 溶于 5% 葡萄糖 50 mL 用微量泵推注,开始为 5 μg/min,以后每 3～5 分钟增加5 μg,直至 20 μg/min,即有良好疗效。用药期间应每 15 分钟测 1 次血压。②酚妥拉明:酚妥拉明为小动脉扩张剂,可选择性扩张肺动脉,常用 10～20 mg 溶于 5% 葡萄糖液250 mL 中静脉滴注,以0.04～0.1 mg/min速度输入,严密观察血压,根据血压调节滴速。或用10～20 mg 溶于 5% 葡萄糖液 50 mL 中用微量泵推注。先以 0.04～0.1 mg/min 速度输入,根据血压调整滴速。酚妥拉明有时会引起心动过速,心律异常,特别是用静脉泵推注,现已少用。③硝普钠:硝普钠兼有扩张静脉和小动脉的作用,常用 25～50 mg 加入 5% 葡萄糖液 500 mL 中静脉滴注(避光)或 25 mg 溶于 5% 葡萄糖液 50 mL 中用微量泵静脉注射。开始剂量为 8～16 μg/min,逐渐增至 20 μg/min,视血压与病情调整剂量。用药期间严密观察病情和血压。每个剂量只用 6 小时,超过 6 小时需更换新药液。24 小时用药不超过 100 mg,产前用药不超过 24 小时,用药不超过 5 天,仅用于急性高血压或妊娠高血压疾病合并心力衰竭的患者。硝普钠能迅速通过胎盘进入胎儿体内,其代谢产物氰化物对胎儿有毒性作用,不宜在妊娠期使用。

(6)利尿:利尿剂仅在必要时应用,不做常规使用。

利尿指征:①急性心力衰竭、肺水肿、脑水肿;②全身性水肿;③慢性血管性疾病如慢性肾炎、慢性高血压等;④血容量过高,有潜在性肺水肿发生者。

药物:①呋塞米。20～40 mg 溶于 5% 葡萄糖液 20～40 mL 中缓慢静脉注射(5 分钟以上)。必要时可用呋塞米 160～200 mg 静脉滴注,可同时应用酚妥拉明 10～20 mg 静脉滴注。适用于肺水肿,心、肾衰竭。②甘露醇:20%甘露醇250 mL 静脉滴注(30 分钟滴完)。仅适用于脑水肿,降低脑内压、消除脑水肿。心功能不全者禁用。

(7)镇静:镇静剂兼有镇静及抗惊厥作用,不常规使用,对于子痫前期和子痫,或精神紧张、睡眠不足时可选择镇静剂。①地西泮(安定):具有较强的镇静和止惊作用。用法:10 mg 肌内注射或静脉注射(必须在 2 分钟以上),必要时可重复 1 次,抽搐过程中不可使用。②冬眠药物:一般用氯丙嗪、异丙嗪各 50 mg,哌替啶 100 mg 混合为一个剂量,称冬眠 I 号。一般用 1/3～1/2 量肌内注射或稀释静脉注射,余下 2/3 量做静脉缓慢滴注,维持镇静作用。用异丙嗪 25 mg、哌替啶 50 mg 配合称"杜非合剂",肌内注射有良好的镇定作用,间隔 12 小时可重复 1 次。氯丙嗪可使血压急剧下降,导致肾及子宫胎盘供血不足,胎儿缺氧,且对母亲肝脏损害,目前仅用于应用安定、硫酸镁镇静无效的患者。③苯巴比妥:100～200 mg 肌内注射,必要时可重复使用。用于镇静口服剂量 30～60 mg,3 次/天,本药易蓄积中毒,最好在连用 4～5 天后停药1～2 天。目前已较少用。

(8)抗凝和扩容:子痫前期存在血凝障碍,某些患者血液高凝,呈慢性弥散性血管内凝血改变,需进行适当的抗凝治疗。

抗凝参考指征:①多发性出血倾向;②高血黏度血症,血液浓缩;③多发性微血管栓塞之症状、体征,如皮肤皮下栓塞、坏死及早期出现的肾、脑、肺功能不全;④胎儿宫内发育迟缓、胎盘功能低下、脐血流异常、胎盘梗死、血栓形成的可能;⑤不容易以原发病解释的微循环衰竭与休克;⑥实验室检查呈弥散性血管内凝血高凝期,或前弥散性血管内凝血改变:如血小板计数$<100\times10^9$/L 或进行性减少;凝血酶原时间比正常对照延长或缩短3秒;纤维蛋白原低于 1.5 g/L 或呈进行性下降或超过 4 g/L;3P 试验阳性,或纤维蛋白降解产物超过 0.2 g/L,$D$-二聚体阳性(20 μg/mL)并是进行性增高;血液中红细胞碎片比例超过 2%。

推荐用药:①丹参注射液 12～15 g 加入 5%葡萄糖液 500 mL 静脉滴注。②川芎嗪注射液150 mg 加入 5%葡萄糖液滴注。以上二药适用于高血黏度、血液浓缩者,或胎儿发育迟缓,病情较轻者。③低分子肝素:分子量<10 000 的肝素称低分子肝素,即 LMH 0.2 mL(1 支)皮下注射。适用于胎儿宫内发育迟缓、胎盘功能低下、胎盘梗死,或重度子痫前期、子痫有早期弥散性血管内凝血(前-弥散性血管内凝血)倾向者。④小剂量肝素:普通肝素12.5～25 mg 溶于 5%葡萄糖液 250 mL 内缓慢静脉滴注,或 0.5～1.0 mg/kg,加入葡萄糖溶液 250 mL 分段静脉滴注,每 6 小时为一时间段。滴注过程中需监测弥散性血管内凝血指

标,以调剂量。普通肝素用于急性及慢性弥散性血管内凝血患者。产前 24 小时停用肝素,产后肝素慎用、量要小,以免产后出血。⑤也可用少量新鲜冰冻血浆 200～400 mL。

液体平衡:20 世纪 70～80 年代研究认为,妊娠高血压疾病,特别是重度子痫前期患者,存在血液浓缩,胎盘有效循环量下降,故提出扩充血容量稀释血液疗法。多年来,在临床实践中发现,有因液体的过多注入,加重心脏负担诱发肺水肿的报道。产妇的死亡率与使用过多的侵入性液体相关。对于有严重低蛋白血症贫血者,可选用人血清蛋白、血浆、全血等。对于某些重度子痫前期、子痫妇女,有血液浓缩,有效循环量下降、胎盘血流量下降或水电解质紊乱情况,可慎重的使用胶体或晶体液。现一般不主张用扩容剂,认为会加重心肺负担,若血管内负荷严重过量,可导致脑水肿与肺水肿。多项调查结果表明,扩容治疗不利于妊娠高血压疾病患者。尿量减少的处理应采用期待的方法,必要时用中心静脉压监测,而不要过多的液体输入。重度子痫前期患者,施行剖宫产术麻醉前不必输入过多的晶体液,因没有任何证据表明晶体液可以预防低血压。

**4.子痫的治疗原则**

(1)控制抽搐:①安定 10 mg 缓慢静脉推注;继之以安定 20 mg 加入 5％葡萄糖液 250 mL 中缓慢静脉滴注,根据病情调整滴速;②也可选用冬眠合剂Ⅰ号(氯丙嗪、异丙嗪各 50 mg、哌替啶 100 mg)1/3～1/2量稀释缓慢静脉注射,1/2 量加入 5％葡萄糖液 250 mL 中缓慢静脉滴注,根据病情调整速度;③或用硫酸镁 2.5 g 加 5％葡萄糖液 40 mL 缓慢推注;或 25％硫酸镁 20 mL 加入 5％葡萄糖液 100 mL 中快速静脉滴注,30 分钟内滴完,后继续静脉滴注硫酸镁,以 1～2 g/h 速度维持。注意硫酸镁与镇静剂同时应用时,对呼吸抑制的协同作用。

(2)纠正缺氧和酸中毒:保持呼吸道通畅,面罩给氧,必要时气管插管,经常测血氧分压,预防脑缺氧;注意纠正酸中毒。

(3)控制血压:控制血压方法同重度子痫前期。

(4)终止妊娠:抽搐控制后未能分娩者行剖宫产。

(5)降低颅内压:20％甘露醇 0.5 mL/kg,静脉滴注,现已少用,因会加重心脏负担。现常用呋塞米 20 mg 静脉注射,能快速降低颅内压。

(6)必要时作介入性血流动力学监测,特别在少尿及有肺水肿可能者。

(7)其他治疗原则同重度子痫前期。Richard 子痫昏迷治疗方案:①立即用硫酸镁控制抽搐,舒张压＞14.7 kPa(110 mmHg),加用降压药;②24 小时内常规用地塞米松 5～10 mg,莫菲管内滴注,以减轻脑水肿;③监测血压、保持呼吸道通畅、供氧,必要时气管插管;④经常测血氧分压,预防脑缺氧;⑤终止妊娠,已停止抽搐4～6小时不能分娩者急行剖宫产;⑥置患者于30度半卧位,降低颅内静脉压;⑦产后如仍不清醒,无反应,注意与脑出血鉴别,有条件医院作CT检查;⑧神经反射监护;⑨降低颅内压,20%甘露醇0.5 mL/kg静脉滴注降低颅内压。

(8)终止妊娠:因妊娠期高血压疾病是孕产妇特有的疾病,随着妊娠的终止可自行好转,故适时以适当的方法终止妊娠是最理想的治疗途径。

终止妊娠时机:密切监护母亲病情和胎儿宫内健康情况,监测胎盘功能及胎儿成熟度,终止妊娠时机。①重度子痫前期积极治疗2～3天,为避免母亲严重并发症,也应积极终止妊娠;②子痫控制6～12小时的孕妇,必要时子痫控制2小时后也可考虑终止妊娠;③有明显脏器损害,或严重并发症危及母体者应终止妊娠;④孕34周前经治疗无效者,期待治疗延长孕周虽可望改善围产儿的死亡率,但与产妇死亡率相关。对早发型子痫前期孕32周后也可考虑终止妊娠;⑤重度子痫经积极治疗,于孕34周后可考虑终止妊娠。

终止妊娠指征:多主张以下几点。①重度子痫前期患者经积极治疗24～72小时仍无明显好转;病情有加剧的可能,特别是出现严重并发症者;②重度子痫前期患者孕周已超34周;③子痫前期患者,孕龄不足34周,胎盘功能减退,胎儿尚未成熟,可用地塞米松促胎肺成熟后终止妊娠;④子痫控制后2小时可考虑终止妊娠;⑤在观察病情中遇有下列情况应考虑终止妊娠:胎盘早剥、视网膜出血、视网膜剥离、皮质盲、视力障碍、失明、肝酶明显升高、血小板计数减少、少尿、无尿、肺水肿、明显胸腔积液和腹水、胎儿窘迫;胎心监护出现重度变异减速、多个延长减速和频发慢期减速等提示病情严重的症候时应考虑终止妊娠。

终止妊娠的方法:①阴道分娩。病情稳定,子宫颈成熟,估计引产能够成功已临产者,不存在其他剖宫产产科指征者,可以选用阴道分娩;②剖宫产。病情重,不具备阴道分娩条件者,宜行剖宫产术。子痫前期患者使用麻醉方式是有争议的,但是如果母亲凝血功能正常,没有存在低血容量,使用硬膜外麻醉是安全、有效的,不会引起全身麻醉所致的血压升高。

产褥期处理:重症患者在产后24～72小时,尤其24小时内,仍有可能发生子痫,需继续积极治疗,包括应用镇静、降压、解痉等药物。产后检查时,应随访血压、蛋白尿及心肾功能情况,如发现异常,应及时治疗,防止后遗症发生。

(9)其他药物治疗。

心钠素:是人工合成的心钠衍化物,为心肌细胞分泌的活性物质,具有很强的降压利尿作用。主要作用是增加肾血流量,提高肾小球滤过率,降低血管紧张素受体的亲和力,可对抗 A Ⅱ 的缩血管作用。具有强大的利钠、利尿及扩张血管活性。20 世纪 80 年代有报道,经临床应用人心钠素Ⅲ治疗妊娠期高血压疾病并发心力衰竭,心力衰竭可获得控制,血压下降,水肿消退,蛋白尿转阴,是治疗妊娠期高血压疾病引起心力衰竭的理想药物,近年应用较少,临床资料报道不多。

抗凝血酶(AT-Ⅲ):抗凝血酶对各种凝血机制中的酶具有抑制作用,实验证明抗凝血可以预防妊娠期高血压疾病动物模型上的血压升高和蛋白尿的发生,因此 AT-Ⅲ 很可能可以有效地处理子痫前期患者的临床症状和体征。重度子痫前期时 AT-Ⅲ 下降,如 AT-Ⅲ/C 下降 70％ 以下则有出现血栓的危险。一般可静脉滴注,AT-Ⅲ 1 000～3 000 U,血中 AT-Ⅲ/C 上升至 130％～140％。如同时应用小剂量肝素可提高抗凝效果。

血管紧张素转换酶抑制剂:卡托普利或厄贝沙坦,其作用是抑制血管紧张素转换酶活性,阻止血管紧张素 Ⅰ 转换成血管紧张素 Ⅱ,有明显降低外周阻力,增加肾血流量的作用。但这些药物可导致胎儿死亡、羊水少、新生儿无尿、肾衰竭、胎儿生长迟缓、新生儿低血压和动脉导管未闭,因此任何妊娠妇女均禁忌用血管紧张素转换酶抑制剂,孕期禁止使用。

L-精氨酸(L-Arginine,L-Arg):最近的报道认为 NO 和前列环素的减少可能是妊娠期高血压疾病发病机制的主要原因,与血管舒张因子和收缩因子的不平衡有关。L-Arg 是合成 NO 的底物,它可以刺激血管内皮细胞的 NO 合成酶(NOS)而增加 NO 的合成和释放,通过扩张外周血管发挥降压作用。随着人们对 NO 的了解逐步深入,L-Arg 在临床和基础的研究和应用更加广泛。近年国外已有应用 L-Arg 治疗或辅助治疗高血压的报道。

国内有学者报道:高血压患者静脉滴注 L-Arg(20 g/150 mL/30 min)5 分钟后血压开始下降,15 分钟达稳定值,平均动脉压以(15.4±1.3) kPa[(115.4±9.9)mmHg]降至(11.8±1.0)kPa[(88.5±7.6)mmHg]。2007 年国外有学者对尿蛋白阴性的妊娠高血压患者及尿蛋白＞300 mg/24 h 的子痫前期患者各 40 例用 L-Arg 治疗;L-Arg 20 g/500 mL 静脉滴注,每天 1 次,连续用 5 天,再跟随 4 g/d,口服 2 周,或安慰剂治疗。结果见在用 L-Arg 治疗组的患者收缩压与安慰剂组相比有明显下降,认为应用 L-Arg 治疗有希望可以延长孕周和降低低体重儿的发生率。但左旋精氨酸在预防子痫前期的发生方面还缺乏大样本的研究。

Rytiewski 报道,应用 L-Arginine 治疗子痫前期,口服 L-arginine 3 g/d(L-

Arg组)40例,安慰剂组41例。结果提示应用L-Arg组病例的胎儿大脑中动脉的灌注量增加,脑-胎盘血流量比例增加,分娩新生儿Apgar评分较高,提供口服L-Arg治疗子痫前期的患者似乎有希望延长孕周改善新生儿结局。但还需要大样本的研究以进一步得到证实。总的认为,对子痫前期患者给予L-Arg治疗可能通过增加内皮系统和NO的生物活性降低血压,认为应用L-Arg治疗可能改善子痫前期患者内皮细胞的功能,是一种新的、安全、有效的治疗预防子痫前期的方法。

硝酸甘油(NG):用于治疗心血管疾病已多年,随着NO的研究不断深入,其作用机制得到进一步的认识,目前认为NG在体内代谢和释放外源性NO,促进血管内生成一氧化氮,通过一系列信使介导,改变蛋白质磷酸化产生平滑肌松弛作用。由于有强大的动静脉系统扩张作用,使其对其相关的组织器官产生作用。NG还能有效地抑制血小板聚集。在先兆子痫患者应用NG能降低患者血压和脐动脉搏动指数(PI)。

苏春宏等2004年报道应用NG治疗子痫前期,用硝酸甘油20 mg加入生理盐水50 mL用静脉泵推注,注速5~20 μg/min,5~7天,与用MgSO₄病例比较,见前者收缩压、舒张压、平均动脉压均较后者低,新生儿低Apgar评分,新生儿入重症监护室数NG组较MgSO₄组低。母亲急性心力衰竭、肺水肿的发生率NG组较MgSO₄组明显降低。但硝酸甘油作用时间短,停药后数分钟降压作用消失,故宜与长效钙通道阻滞剂合用。

姚细保、黄艳仪等应用NG治疗没有并发症的子痫前期,方法为硝酸甘油25 mg加入5%葡萄糖20~30 mL用静脉泵推注,以5~20 μg/min,5~7天后改用缓释的钙通道阻滞剂拜新同口服,直至分娩,平均治疗时间2周。由于孕周延长,新生儿低Apgar评分,入重症监护室的病例比用MgSO₄治疗组低,母婴预后较好,母体无严重并发症发生。

多项研究认为,NG治疗子痫前期不仅可扩张母体血管,还可明显降低脐-胎盘血管阻力,有助于改善宫内环境,而且未发现胎心有变化;但NG是否会对胎儿的血管张力、血压、外周血管阻力和血小板、左旋精氨酸功能产生不良影响,及其确切疗效有待于进一步的研究。

(10)免疫学方面的治疗:目前研究认为先兆子痫是胎盘免疫复合物的产生超过消除能力而引发的炎症反应,促使大量滋养层细胞凋亡、坏死和氧化应邀。这观点引起新的治疗方案的产生,目前针对免疫学的治疗有以下几点研究进展:①抑制补体活化、调整补体治疗炎症反应:认为单克隆抗体C₃抑制剂、多抑制素、$C_5$结合抗体、$C_{5a}$受体阻滞剂可能是预防和治疗先兆子痫的理想药物。②降低免疫复合物的产生:在先兆子痫最有效减少免疫复合物的产生自然方法是娩出胎盘。理论上,减少免疫复合物水平的药物治疗,可以减少患者体内抗体的产生。目前研究认为,通过 CD20 单克隆抗体实现中断 B 细胞抗体产生,美国有研究者用一种治疗自身免疫病的药物——单克隆抗体用于先兆子痫的治疗,推测此单克隆抗体可减少 B 细胞抗体水平,以减少免疫复合物的产生。③免疫炎症反应的调控:控制先兆子痫免疫反应的方法包括抗炎症药物(如地塞米松)及单克隆抗细胞因子抗体,如肿瘤坏死因子-α 抗体可溶性肿瘤坏死因子受体(抑制性肿瘤坏死因子);白细胞介素-1 受体阻滞剂已用于试验治疗脓毒症的全身炎症反应。有研究报道指出先兆子痫存在胎盘功能和血清抑制性细胞因子水平如白细胞介素-10 的不足。因此,抑制细胞因子可能对治疗有效。④抑制粒细胞活性:免疫复合物直接活化效应细胞,参与错综复杂的炎症结局过程,在这过程中粒细胞 Fcγ 受体起关键性作用,有研究认为,抑制性受体 FcγRⅡB 上调,提高免疫复合物刺激阈从而与 IgG 抗体反应抑制了炎症反应。临床上有使用静脉注射免疫球蛋白诱导抑制FcγRⅡB受体的表达,从而提高免疫复合物激活 FcγRⅡ受体的刺激阈。Branch 等人研究初步确定了免疫球蛋白对抗磷脂综合征妊娠妇女及其新生儿的治疗有显著效果。

### 七、并发症的诊断和治疗

#### (一)妊娠期高血压疾病并发心功能衰竭

1.妊娠期高血压疾病并发心力衰竭的诱因及诊断

妊娠期高血压疾病时冠状动脉痉挛,可引起心肌缺血、间质水肿及点状出血与坏死,偶见毛细血管内栓塞,心肌损害严重可引起妊娠期高血压疾病性心脏病,心功能不全,甚至心力衰竭、肺水肿。不适当的扩容、贫血、肾功能损害、肺部感染等常为心力衰竭的诱发因素。心力衰竭的临床表现可有脉率快,部分患者可听到舒张期奔马律、肺动脉瓣区 $P_2$ 亢进、呼吸困难、胸肺部啰音、颈静脉充盈、肝脏肿大,甚至端坐呼吸。对全身水肿严重的患者,虽无端坐呼吸,应警惕右心衰竭。心电图提示心肌损害,有 T 波改变、减低或倒置,有时呈现 ST 倒置或压低。X 线检查可见心脏扩大及肺纹理增加,甚至肺水肿表现。

妊娠期高血压疾病并发心力衰竭需与各科原因所致心力衰竭鉴别。包括孕前不健康的心脏:如先天性心脏病、风湿性心脏病、贫血、甲亢心、胶原组织性疾病引起的心肌损害;如红斑狼疮等。孕前健康的心脏,如围生期心肌病、羊水栓塞或肺栓塞可根据不同病史及心脏特征加以鉴别。围生期心肌病易与妊娠期高血压疾病性心脏病混淆。妊娠期高血压疾病时全身小动脉痉挛,影响冠脉循环,心脏供血不足、间质水肿,致心功能受损,是发生围产期心脏病的原因之一,发生率为27.2%,为正常孕妇的5倍。国外报道发生率高达60%,说明两者有密切相关。围生期心肌病患者可能会有中度血压升高,中度蛋白尿常诊断为妊娠期高血压疾病。鉴别主要依靠病史及心脏体征。围生期心肌病除有心力衰竭的临床表现外,主要体征包括两肺底湿啰音、奔马律及第三心音、二尖瓣区有收缩期杂音。超声心动图检查所有病例均有左心室扩大,腔内径增大,以左心室腔扩大最为显著。部分病例由于心腔内附壁血栓脱落,可导致肺动脉栓塞,病情急剧恶化。本院曾有一例重度子痫前期合并围生期心肌病患者,产后第4天死于肺栓塞。妊娠期高血压疾病心力衰竭临床表现有较严重高血压、蛋白尿、水肿,当血压显著升高时,冠状动脉痉挛导致心肌缺血,甚至灶性坏死而诱发心功能不全,但无心脏显著扩大,无严重心律失常,常伴有肾损害。妊娠期高血压疾病心力衰竭患者的预后较好。

2.妊娠期高血压疾病心力衰竭的治疗

(1)积极治疗妊娠期高血压疾病:解除小动脉痉挛,纠正低排高阻,减轻心脏前后负荷。

(2)可选用以下一种或两种血管扩张剂:酚妥拉明,10 mg加入5%葡萄糖液250 mL内,静脉滴注,0.1~0.3 mg/min;硝酸甘油 10 mg,加入5%葡萄糖液25~50 mL内,微量泵推注,5~20 μg/min,根据血压调整速度;硝普钠25~50 mg,加入5%葡萄糖液50 mL内,微量泵推注,10~20 μg/min,根据血压调整速度。扩血管治疗后能迅速降压,降低心脏的后负荷,改善心肌缺氧,是治疗妊娠高血压疾病心力衰竭的主要手段。

(3)增强心脏收缩力:用毛花苷C 0.4 mg,加入5%葡萄糖液20 mL内,稀释缓慢静脉注射。也可用地高辛,每天0.125~0.25 mg,口服。非洋地黄类正性肌力药物,如多巴胺、多巴酚丁胺、前列腺素E(米力农)、门冬氨酸钾镁等。血压高者慎用多巴胺类药物或用小剂量,并与血管扩张剂合用。

(4)利尿剂:呋塞米 20~40 mg,加入5%葡萄糖液20 mL,静脉注射,快速利尿。

(5)有严重呼吸困难,可用吗啡3~5 mg,稀释,皮下注射。

(6)心力衰竭控制后宜终止妊娠。

(7)限制液体入量。

**(二)HELLP 综合征**

Weinstein 报道了重度子痫前期并发微血管病性溶血,并根据其临床三个主要症状:溶血性贫血、转氨酶升高、血小板减少命名为 HELLP 综合征。

**(三)溶血性尿毒症性综合征**

溶血性尿毒症性综合征是以急性微血管病性溶血性贫血、血小板减少及急性肾衰竭三大症状为主的综合征。其发病机制是由于妊娠期,特别是妊娠期高血压疾病时血液处于高凝状态,易有局限性微血栓形成,当红细胞以高速度通过肾小球毛细血管及小动脉时,受血管内纤维网及变性的血管壁内膜的机械性阻碍,红细胞变形、破裂,造成血管内溶血与凝血活酶的释放,促进了血管内凝血的进行。由于纤维沉积于肾小球毛细血管与小动脉内,减少了肾小球的血流灌注量,最终肾衰竭。另外免疫系统的变化及感染因素可诱发溶血性尿毒症性综合征。

1.诊断

(1)临床表现:溶血性贫血、黄疸、阴道流血和瘀斑、瘀点,有些患者会发生心律不齐、心包炎、心力衰竭、心肌梗死、支气管肺炎、抽搐发作等。同时有一过性血尿及血红蛋白尿,尿少,可发展到急性肾衰竭至少尿、无尿。

(2)实验室检查:①末梢血常规显示贫血、红细胞异常、出现形态异常、变形的红细胞及红细胞碎片、网织红细胞增多;②血小板计数减少,常降至 $100\times10^9/L$ 以下;③黄疸指数升高:血清胆红素及肝功能谷丙转氨酶增高;④乳酸脱氢酶(HPL)升高达 $600\ \mu g/L$,表示体内有凝血存在;⑤血红蛋白尿或血尿,尿蛋白及各种管型;⑥氮质血症:血尿素氮、肌酐及非蛋白氮增高。

2.鉴别诊断

(1)单纯性妊娠期高血压疾病:不出现溶血性尿毒症性综合征的进行性溶血、血小板下降、血红蛋白尿等临床表现和实验室结果。

(2)HELLP 综合征:溶血性尿毒症性综合征和 HELLP 综合征均可在妊娠期高血压疾病患者中出现。而溶血性尿毒症性综合征以肾损害表现为主,急性肾功损害和血红蛋白尿。而 HELLP 综合征常以肝损害为主。以肝功能转氨酶升高、溶血性黄疸为主。根据临床及实验室检查可以鉴别。

(3)与系统性红斑狼疮性肾炎及急性脂肪肝引起的肾衰竭应以区别。

3.溶血性尿毒症性综合征肾衰竭治疗原则

(1)积极治疗妊娠期高血压疾病。

（2）保持肾功能，血管扩张药物应用，新利尿合剂：酚妥拉明 10～20 mg、呋塞米 100 mg 各自加入 5％葡萄糖 250 mL 静脉滴注（根据病情调整剂量）。

（3）严重少尿、无尿可用快速利尿剂。

（4）终止妊娠。

（5）透析：应早期透析，如少尿、无尿，血钾升高＞5.5 mmol/L；尿素氮＞17.8 mmol/L(50 mg/L)；血肌酐＞442 μmol/L(50 mg/L)，需要透析治疗，或用连续性肾滤过替代治疗、静脉-静脉连续滤过。

**（四）弥散性血管内凝血**

子痫前期、子痫与弥散性血管内凝血关系密切，重度子痫前期时，全身血管明显痉挛，血液黏度升高，全身组织器官血流量减少，血管内皮损伤引起血管内微血栓形成，患者血液中凝血因子消耗多引起凝血因子减少。子痫前期、子痫本身是一种慢性弥散性血管内凝血状态。严重弥散性血管内凝血或产后即会发生出血倾向，如血尿、产后出血等。

1.子痫前期、子痫并发弥散性血管内凝血的早期诊断

子痫前期、子痫并发弥散性血管内凝血的临床表现常见有：①多发性出血倾向如血尿、牙龈出血、皮肤瘀斑、针眼出血、产后出血等；②多发性微血管血栓之症状体征，如皮肤皮下栓塞、坏死及早期出现的肾、脑、肺功能不全。

子痫前期、子痫并发弥散性血管内凝血实验室检查包括：①血小板计数减少＜100×10⁹/L 或呈进行性减少；②凝血酶原时间比正常延长或缩短 3 秒；③纤维蛋白低于1.5 g/L(150 mg/dL)或呈进行性下降或超过4 g/L；④D-二聚体阳性，纤维蛋白降解产物超过 0.2 g/L(20 μg/mL)，血液中的红细胞碎片超过 2％；⑤有条件可查抗凝血酶Ⅲ(ATⅢ)活性。

2.妊娠期高血压疾病并发弥散性血管内凝血的治疗

妊娠期高血压疾病并发弥散性血管内凝血的早期表现主要是凝血因子改变，若能及早检查这些敏感指标，即可早期发现慢性弥散性血管内凝血。及早处理，预后良好。妊娠期高血压疾病合并严重弥散性血管内凝血发生率不高。治疗以积极治疗原发病，控制子痫前期及子痫的发展，去除病因，终止妊娠为主。根据病情可适当使用新鲜冰冻血浆，低分子肝素或小剂量的肝素(25～50 mg/d)，血压过高时不适宜使用肝素，以免引起脑出血。子痫前期、子痫并发弥散性血管内凝血多较轻，积极治疗后终止妊娠，多能治愈。

**（五）胎盘早期剥离**

妊娠期高血压疾病患者的子宫底蜕膜层小动脉痉挛而发生急性动脉粥样硬

化,毛细血管缺血坏死而破裂出血,产生胎盘后血肿,引起胎盘早期剥离。有人认为在胎盘早期剥离患者中 69% 有妊娠期高血压疾病,可见妊娠期高血压疾病与胎盘早期剥离关系密切。

胎盘早期剥离诊断并不困难,根据腹痛、子宫肌张力增高、胎心消失、阴道少量出血、休克等典型症状可做出诊断。然而典型症状出现时,母婴预后较差。而 B 超往往可早期发现胎盘后血肿存在,而早期诊断胎盘剥离,故妊娠期高血压疾病患者必须常规做腹部 B 超检查,以早期做出有无合并胎盘早期剥离的诊断。

胎盘早剥引起弥散性血管内凝血一般多在发病后 6 小时以上,胎盘早剥时间越长,进入母体血液循环内的促凝物质越多。被消耗的纤维蛋白原及其他凝血因子也越多。因此早期诊断及时终止妊娠对预防及控制弥散性血管内凝血非常重要,治疗原则以积极治疗妊娠期高血压疾病、终止妊娠去除病因、输新鲜血、新鲜冰冻血浆、补充凝血因子(包括纤维蛋白原)等措施,可阻断弥散性血管内凝血的发生、发展。

### (六)脑血管意外

脑血管意外包括脑出血、脑血栓形成、蛛网膜下腔出血和脑血栓,是妊娠期高血压疾病最严重的并发症,也是妊娠期高血压疾病最主要的死亡原因。脑血管灌注有自身调节,在较大血压波动范围内仍能保持正常血流。当脑血管痉挛,血压超过自身调节上限值或痉挛导致脑组织水肿、脑血管内皮细胞间的紧密连接就会断裂,血浆及红细胞会渗透到血管外间隙引起脑内点状出血,甚至大面积渗血,脑功能受损。当平均动脉压≥18.7 kPa(140 mmHg)时脑血管自身调节功能消失。脑功能受损的临床表现为脑水肿、抽搐、昏迷、呼吸深沉、瞳孔缩小或不等大、对光反射消失、四肢瘫痪或偏瘫。应做仔细的神经系统检查。必要时做脑 CT 或 B 超可明确诊断。

脑水肿、脑血管意外的处理:有怀疑脑出血或昏迷者应做 CT 检查、脑水肿可分次肌内注射或静脉注射地塞米松 20~30 mg/d,减轻脑血管痉挛和毛细血管的通透性,改善意识状态,并可使用快速利尿剂,降低颅内压。大片灶性脑出血在脑外科密切配合下行剖宫产,结束妊娠后遂即行开颅术,清除血肿、减压、引流,则有生存希望。

# 第四节 妊娠合并支气管哮喘

支气管哮喘(简称哮喘)在全世界范围内是最常见的慢性病之一,也是妊娠妇女常见并发的慢性病。妊娠合并哮喘,可以是在青少年时期患有哮喘,青春期后已缓解的基础上合并妊娠;或妊娠前已是未缓解的哮喘者,在妊娠后哮喘加重;或妊娠后才出现哮喘者。以上3种情况都可以认为是妊娠期哮喘。

## 一、病因及发病机制

### (一)病因

哮喘的病因复杂,患者个体化变应性体质及环境因素的影响是发病的危险因素。目前认为哮喘是一种多基因遗传病,其遗传度在 $70\%\sim80\%$。哮喘同时受遗传因素和环境因素的双重影响。

环境因素包括特异性变应原或食物、感染直接损害呼吸道上皮致呼吸道反应性增高。某些药物如阿司匹林类药物等,大气污染、烟尘运动、冷空气刺激、精神刺激及社会、家庭心理、妊娠等因素均可诱发哮喘。

### (二)发病机制

哮喘的发病机制不完全清楚。变态反应、气道慢性炎症、气道反应性增高及神经等因素及其相互作用被认为与哮喘的发病关系密切。

妊娠合并哮喘的病理特征为支气管平滑肌收缩、分泌黏液和小支气管黏膜水肿。引起以上变化的物质包括组胺变态反应的缓慢作用物质嗜酸性粒细胞趋化因子和血小板激活因子等,这些物质可能是对致敏原、病毒感染或紧张运动的反应而产生的。它们引起炎症反应并使呼吸困难,同时导致支气管肌肉肥大而加重呼吸道阻塞。因此,治疗支气管哮喘在扩张支气管的同时,十分强调减轻炎症反应。

血浆中肾上腺皮质激素浓度增高,组胺酶活性增强,使免疫机制受到抑制,并可减轻炎症反应。孕激素增多使支气管张力减小,气道阻力减轻血浆环磷腺苷(cAMP)浓度增高也可抑制免疫反应并使支气管平滑肌松弛。孕晚期前列腺素E(PGE)浓度升高也有舒张支气管平滑肌的作用。以上皆有利于减少和缓解哮喘发作。相反,胎儿抗原的过度增加以及子宫增大的机械作用等皆为引发哮喘的不利因素。

## 二、临床表现

### (一)症状

为发作性伴有哮喘音的呼气性呼吸困难或发作性胸闷和咳嗽。严重者被迫采取坐位或呈端坐呼吸,干咳或咳大量白色泡沫痰,甚至出现发绀等,有时咳嗽可为唯一的症状(咳嗽变异型哮喘)。哮喘症状可在数分钟内发作,经数小时至数天,用支气管舒张药物或自行缓解。某些患者在缓解数小时后可再次发作。在夜间及凌晨发作和加重常是哮喘的特征之一。

妊娠时,由于子宫和胎盘血流增加,耗氧量增加,雌激素分泌增多等因素均可引起组织黏膜充血,水肿,毛细血管充血,黏液腺肥厚。30%的孕妇有鼻炎样症状,还可表现鼻腔阻塞、鼻出血、发音改变等症状。

### (二)体征

发作时胸部呈过度通气状态,有广泛的哮鸣音,呼气音延长。但在轻度哮喘或非常严重哮喘发作,哮鸣音可不出现,后者称为寂静胸。严重哮喘患者可出现心率增快、奇脉、胸腹反常运动和发绀。非发作期体检可无异常。

## 三、诊断

诊断标准如下。

(1)反复发作的喘息、气急、胸闷或咳嗽,多与接触变应原、冷空气、物理、化学性刺激、病毒性上呼吸道感染、运动等有关。

(2)发作时双肺可闻及散在或弥散性,以呼气期为主的哮鸣音,呼气相延长。

(3)上述症状经治疗可以缓解或自行缓解。

(4)除外其他疾病所引起的喘息、气急、胸闷和咳嗽。

(5)对症状不典型者(如无明显喘息或体征),至少应有下列3项中的1项:①支气管激发试验(或运动试验)阳性;②支气管舒张试验阳性;③昼夜 PEF 变异率≥20%。

## 四、鉴别诊断

妊娠期支气管哮喘急性发作应与心源性哮喘相鉴别。心源性哮喘常见于左心衰竭,发作时的症状与哮喘相似,但心源性哮喘多有高血压、冠状动脉粥样硬化性心脏病、风湿性心脏病和二尖瓣狭窄等病史和体征。多于夜间突然发生呼吸困难、端坐呼吸、咳嗽、咳泡沫痰、发绀等,两肺底或满肺可闻湿啰音和哮喘音。

心脏扩大,心率快,心尖可闻奔马律。根据相应病史诱发因素、痰的性质,查体所见和对解痉药的反应等不难鉴别。

## 五、预后

哮喘无论是对孕妇还是胎儿都会造成严重的医学问题。据报道,哮喘影响 3.7%～8.4% 的妊娠妇女。近期多项研究提示,哮喘使妊娠妇女的胎儿围产期死亡率、先兆子痫、早产和婴儿低出生体重的危险升高。哮喘加重与危险升高相关,而哮喘控制良好与危险下降相关。美国儿童健康和人类发展研究所最近的研究发现,大约 30% 的轻度哮喘妇女在妊娠期间哮喘加重,另一方面,23% 中或重度哮喘妇女妊娠期间哮喘有所改善。

轻症哮喘发作对母儿影响不大。急性重症哮喘可并发呼吸衰竭、进行性低氧血症、呼吸性酸中毒、肺不张、气胸纵隔气肿奇脉、心力衰竭及药物过敏、妊高征发病率高从而使孕产妇病死率增高。对胎儿的影响则主要为低血氧及因子宫血流减少使胎儿体重低下,严重者胎死宫内缺氧诱发子宫收缩,故早产率高。此外,用药可引起胎儿畸形,故围产儿死亡率和发病率皆高。

## 六、治疗

### (一)妊娠期间哮喘药物治疗的一般原则

哮喘妊娠妇女治疗的目的是提供最佳治疗控制哮喘,维护妊娠妇女健康及正常胎儿发育。对于哮喘妊娠妇女而言,使用药物控制哮喘比有哮喘症状和哮喘加重更安全。为了维持正常肺功能,从而维持正常的血氧饱和度以确保胎儿氧供,可能需要进行监测以及对治疗进行适当调整。哮喘控制不良对胎儿的危险比哮喘药物大。产科保健人员应该参与妊娠妇女的哮喘治疗,包括在产前检查时监测哮喘状态。

### (二)哮喘的治疗

1.评估和监测哮喘

包括客观地测定肺功能:由于大约 2/3 的妊娠妇女的哮喘病程发生改变,所以建议每月评估哮喘病史和肺功能。第一次评估时建议采用肺量测定法。对于门诊患者的常规随访监测,首选肺量测定法,但一般也可以使用峰速仪测定呼气峰流速。应该教导患者注意胎儿活动。对于哮喘控制不理想和中重度哮喘患者,可以考虑在 32 周时开始连续超声监测。重症哮喘发作恢复后进行超声检查也是有帮助的。

**2.控制使哮喘加重的因素**

识别和控制或避免变应原和刺激物,尤其是吸烟这些使哮喘加重的因素,可以改善妊娠妇女的健康,减少所需药物。

**3.患者教育**

教育患者有关哮喘的知识和治疗哮喘的技能,如自我监测、正确使用吸入器、有哮喘加重征象时及时处理等。

**4.药物的阶梯治疗方法**

为了达到和维持哮喘控制,根据患者哮喘的严重性,按需增加用药剂量和用药次数;情况允许时,逐渐减少用药剂量和用药次数。

(1)第一级:轻度间歇性哮喘。对于间歇性哮喘患者,建议使用短效支气管扩张药,尤其是吸入短效 $\beta_2$ 受体激动剂以控制症状。沙丁胺醇是首选的短效吸入 $\beta_2$ 受体激动剂,因为它非常安全。目前尚没有证据表明使用短效吸入 $\beta_2$ 受体激动剂能造成胎儿损伤,也没有证据表明在哺乳期间禁忌使用这种药物。

(2)第二级:轻度持续性哮喘。首选的长期控制药物是每天吸入小剂量糖皮质激素。大量数据表明,这种药物对哮喘妊娠妇女既有效又安全,围产期不良转归的危险没有增加。布地奈德是首选的吸入糖皮质激素,因为现有的有关布地奈德用于妊娠妇女的数据比其他吸入糖皮质激素多。应该注意到目前尚没有数据表明其他吸入糖皮质激素制剂在妊娠期间不安全。因此,对于除布地奈德之外的其他吸入糖皮质激素,如果患者在妊娠之前用这些药物能很好控制哮喘,可以继续使用。

(3)第三级:中度持续性哮喘。有两种治疗选择:小剂量吸入糖皮质激素加长效吸入 $\beta_2$ 受体激动剂或将吸入糖皮质激素的剂量增加到中等剂量。长效 $\beta_2$ 受体激动剂与糖皮质激素联合应用可以显著减少糖皮质激素用量,并有效地控制哮喘症状。目前对孕妇和哺乳期妇女,缺乏使用该药的安全数据,只有在充分权衡利弊的情况下才可使用。

(4)第四级:重度持续性哮喘。如果患者使用第 3 级药物后仍需要增加药物,那么吸入糖皮质激素的剂量应该增加到大剂量,首选布地奈德。如果增加吸入糖皮质激素的剂量仍不足以控制哮喘症状,那么应该加用全身糖皮质激素。尽管有关妊娠期间口服糖皮质激素的一些危险目前尚没有明确的数据,但重症未得到良好控制的哮喘对母亲和胎儿具有明确的危险。

**(三)哮喘持续状态**

哮喘持续状态指的是常规治疗无效的严重哮喘发作,持续时间一般在 12 小时以上。哮喘持续状态并不是一个独立的哮喘类型,而是它的病生理改变较严重,如果对其严重性估计不足或治疗措施不适当常有死亡的危险。

哮喘持续状态的主要表现是呼吸急促,多数患者只能单音吐字,心动过速、肺过度充气、哮鸣,辅助呼吸肌收缩、奇脉和出汗,诊断哮喘持续状态需排除心源性哮喘、COPD、上呼吸道梗阻或异物以及肺栓塞,测定气道阻塞程度最客观的指标是 PEFR 和/或 FEV1。

### 1.哮喘持续状态的处理

由于严重缺氧,可引起早产、胎死宫内,必须紧急处理。予半卧位,吸氧,在应用支气管扩张药的同时,及时足量从静脉快速给予糖皮质激素,常用琥珀酸氢化可的松,每天200～400 mg稀释后静脉注射或甲泼尼龙每天 100～300 mg,也可用地塞米松 5～10 mg 静脉注射,每6小时可重复 1 次。待病情控制和缓解后再逐渐减量。必要时行机械通气治疗。哮喘患者行机械通气的绝对适应证为:心跳呼吸骤停,呼吸表浅伴神志不清或昏迷。一般适应证为具有前述临床表现,特别是 $PaCO_2$ 进行性升高伴酸中毒者。

### 2.对症治疗

患有支气管哮喘的孕妇,常表现精神紧张、烦躁不安,可适当给予抑制大脑皮质功能的药物,如苯巴比妥(鲁米那)、地西泮等,但应避免使用对呼吸有抑制功能的镇静剂和麻醉药如吗啡哌替啶等,以防加重呼吸衰竭和对胎儿产生不利影响。注意纠正水、电解质紊乱和酸中毒,控制感染,选用有效且对胎儿无不良影响的广谱抗生素。保持呼吸道通畅,必要时可用导管机械性吸痰,禁用麻醉性止咳剂。碘化钾可影响胎儿甲状腺功能,故不宜使用。

### 3.产科处理

一般认为,支气管哮喘并非终止妊娠的指征,但对长期反复发作伴有心肺功能不全的孕妇或哮喘持续状态经各种治疗不见好转者,应考虑行人工流产或引产。临产后尽量保持安静,维持胎儿足够的供氧,尽量缩短第二产程,可适当给予支气管扩张药与抗生素。剖宫产者,手术麻醉方法以局麻或硬膜外麻醉较为安全,应避免使用乙醚或氟烷等吸入性全身麻醉药。

## 七、预防

### (一)预防哮喘的发生——一级预防

大多数患者(尤其是儿童)的哮喘属变应性哮喘。胎儿的免疫反应是以 $Th_2$ 为优势的反应,在妊娠后期,某些因素如母体过多接触变应原,病毒感染等均可

加强 $Th_2$ 反应,加重 $Th_1/Th_2$ 的失衡,若母亲为变应性体质者则更加明显,因而应尽可能避免。妊娠 3 个月后可进行免疫治疗,用流感疫苗治疗慢性哮喘有较好疗效。此外,已有充分证据支持母亲吸烟可增加出生后婴幼儿出现喘鸣及哮喘的概率,而出生后进行 4～6 个月的母乳饲养,可使婴儿变应性疾病的发生率降低,妊娠期母亲应避免吸烟,这些均是预防哮喘发生的重要环节,有关母体饮食对胎儿的影响,则仍需更多的观察。

### (二)避免变应原及激发因素——二级预防

避免接触已知变应原和可能促进哮喘发作的因素,如粉尘、香料、烟丝、冷空气等。阿司匹林、食物防腐剂、亚硫酸氢盐可诱发哮喘,应避免接触。反流食管炎可诱发支气管痉挛,因此睡眠前给予适当的抗酸药物减轻胃酸反流,同时可抬高床头。减少咖啡因的摄入。避免劳累和精神紧张,预防呼吸道感染。防治变应性鼻炎。

### (三)早期诊治、控制症状,防止病情发展——三级预防

早期诊断,及早治疗。做好哮喘患者的教育管理工作。

# 参 考 文 献

[1] 张峰.妇产疾病治疗与生殖技术[M].哈尔滨:黑龙江科学技术出版社,2021.

[2] 陈翠平.妇产与儿科疾病诊断与治疗[M].青岛:中国海洋大学出版社,2021.

[3] 成立红.妇产科疾病临床诊疗进展与实践[M].昆明:云南科技出版社,2020.

[4] 苏翠红.妇产科常见病诊断与治疗要点[M].北京:中国纺织出版社,2021.

[5] 郭美芳.实用妇产科疾病诊断与治疗[M].天津:天津科学技术出版社,2020.

[6] 李庆丰,郑勤田.妇产科常见疾病临床诊疗路径[M].北京:人民卫生出版社,2021.

[7] 李玮.实用妇产科诊疗新进展[M].西安:陕西科学技术出版社,2021.

[8] 张凤.临床妇产科诊疗学[M].昆明:云南科技出版社,2020.

[9] 李佳琳.妇产科疾病诊治要点[M].北京:中国纺织出版社,2021.

[10] 钱素敏,史丹丹,杨伟伟.妇产科医师处方手册[M].郑州:河南科学技术出版社,2020.

[11] 汤静,吴越.妇产科临床药师实用手册[M].上海:复旦大学出版社,2021.

[12] 孙丽丽.妇产科诊断与治疗精要[M].昆明:云南科技出版社,2020.

[13] 李境.现代妇产科与生殖疾病诊疗[M].开封:河南大学出版社,2020.

[14] 张海红.妇产科临床诊疗手册[M].西安:西北大学出版社,2021.

[15] 刘萍.现代妇产科疾病诊疗学[M].开封:河南大学出版社,2020.

[16] 冯磊.新编妇产科疾病手术学[M].开封:河南大学出版社,2021.

[17] 刘杨.妇产科疾病诊疗及辅助生殖技术[M].哈尔滨:黑龙江科学技术出版社,2021.

[18] 王艳萍.实用妇产科疾病诊疗[M].北京:中国人口出版社,2020.

[19] 薛敏,潘琼.妇产科疾病处方速查[M].北京:人民卫生出版社,2021.

[20] 李明梅.临床妇产科疾病诊治与妇女保健[M].汕头:汕头大学出版社,2020.

[21] 崔静.妇产科症状鉴别诊断与处理[M].开封:河南大学出版社,2020.

[22] 石一复,郝敏.妇产科症状鉴别诊断学[M].北京:人民卫生出版社,2021.

[23] 温菁,张莉.简明妇产科学[M].北京:科学出版社,2020.

[24] 王冬.实用临床妇产科学[M].郑州:郑州大学出版社,2020.

[25] 李奇洙.新编妇产科学[M].哈尔滨:黑龙江科学技术出版社,2020.

[26] 詹银珠.妇产科学基础与临床[M].天津:天津科学技术出版社,2020.

[27] 李智.临床妇产科学[M].长春:吉林科学技术出版社,2020.

[28] 李焱.妇产科学理论与实践[M].北京:科学技术文献出版社,2020.

[29] 付晓丽.妇产科临床诊疗经验[M].天津:天津科学技术出版社,2020.

[30] 谭娟.妇产科疾病诊断基础与诊疗技巧[M].北京:中国纺织出版社,2020.

[31] 郭历琛.妇产科诊断与治疗[M].天津:天津科学技术出版社,2020.

[32] 刚香平.妇产科护理精要[M].长春:吉林科学技术出版社,2020.

[33] 王玲.妇产科诊疗实践[M].福州:福建科学技术出版社,2020.

[34] 郝晓明.妇产科常见病临床诊断与治疗方案[M].北京:科学技术文献出版社,2021.

[35] 樊明英.临床妇产科诊疗[M].北京:科学技术文献出版社,2020.

[36] 汪小瑞,刘娟,徐建蓉.电针联合盆底肌训练治疗女性盆腔器官脱垂的临床研究[J].上海针灸杂志,2021,40(9):1101-1102

[37] 周琳琳.血清 LCN-2、AOPP 与妊娠期糖尿病不良妊娠结局的相关性分析[J].现代诊断与治疗,2021,32(14):2247-2248.

[38] 史新丽.血清白细胞介素-32、白细胞介素-8 在子宫内膜异位症患者中的表达及对腹腔镜治疗效果的影响[J].河南医学研究,2021,30(15):2767-2769.

[39] 汪海霞.案例教学法在妇产科学教学中的应用效果评价[J].中国卫生产业,2021,18(4):126-128.

[40] 张国瑞,于昕,樊庆泊,等.医学模拟教学在妇产科临床技能分层强化培训中的效果评价[J].基础医学与临床,2021,41(1):147-150.